BASTEI
LÜBBE
TASCHENBUCH

Über die Autorin:

Francesca Fedeli, ihr Mann Roberto D'Angelo und ihr kleiner Sohn Mario sind Gründungsmitglieder des Vereins Fight the Stroke, der junge Schlaganfallpatienten unterstützt. Ihr Vortrag »Die Krankheit unseres Kindes ist eine Lektion fürs Leben« auf der TED Global 2013 verbreitete sich über die ganze Welt. Francesca arbeitete in den Bereichen Marketing und Corporate Social Responsibility und vertrat im Jahr 2014 Italien als Eisenhower Fellow for Innovation.

Francesca Fedeli

Lächle und gib niemals auf

Wie wir gegen den Schlaganfall unseres kleinen Sohnes kämpften

Aus dem Italienischen von
Claudia Amor

BASTEI LÜBBE
TASCHENBUCH

BASTEI LÜBBE TASCHENBUCH
Band 60974

MIX
Papier aus verantwortungsvollen Quellen
FSC® C083411

Vollständige Taschenbuchausgabe
der bei Bastei Entertainment erschienenen E-Book-Ausgabe

Titel der italienischen Originalausgabe: »Lotta e sorridi«

Titelillustration: © Andrea Ruggeri
Umschlaggestaltung: Thomas Krämer
Satz: hanseatenSatz-bremen, Bremen
Gesetzt aus der Minion Pro
Druck und Verarbeitung: CPI books GmbH, Leck – Germany
Printed in Germany
ISBN 978-3-404-60974-1

2 4 5 3 1

Sie finden uns im Internet unter
www.luebbe.de
Bitte beachten Sie auch: www.lesejury.de

Meinem Opa Piero,
dessen Spiegelbild wir in Mario
immer wieder entdecken möchten.

Ein Wort vorweg

Liebe Leseratten, Neugierige und Wissensdurstige, wenn Sie diese Worte lesen, haben Sie das Buch wahrscheinlich schon erworben. Womöglich sind Sie auch an seinem Titel oder dem schönen Foto auf dem Buchumschlag hängen geblieben und lesen jetzt vorsichtig mal rein, um zu sehen, ob es Ihnen gefällt …

An einem schwülen, sonnigen Herbsttag saßen Roberto, Francesca und der kleine Mario an einem Tischchen vor der *Bottega Falai* in New York und fragten mich, ob ich bereit wäre, ein Vorwort zu verfassen. Zu einer der unglaublichsten wahren Geschichten, die je erzählt wurden. Der Geschichte ihrer Familie.

Zuerst war ich mir nicht sicher, ob ich als Musiker das denn könne. Aber als ich nach Beendigung der Aufnahmen, die mich nach New York geführt hatten, nach Mailand heimgekehrt war, erhielt ich das Manuskript. Ich las es, und obwohl ich die ganze Geschichte bereits kannte, musste ich so hemmungslos weinen, wie es mir seit langer Zeit nicht mehr passiert war – allerdings vor Freude.

Die ganze Woche sah ich mir in Dauerschleife das Video der TED-Konferenz an, bei der die Familie aufgetreten war. Ich war so begeistert von ihrer Geschichte, dass ich jedem, der mir über den Weg lief, die Geschichte von Mario und seinen Eltern erzählte.

Das hängt wohl damit zusammen, dass meine Spiegelneuronen jedes Mal, wenn ich die drei traf, kräftig arbeiteten und riesige Mengen jener Liebe speicherten, die aus Marios Augen funkelte wie die Sonne vom Himmel.

Vielleicht können Sie es kaum noch erwarten, mit dem Lesen zu beginnen? Ich wünsche es Ihnen, denn ich wünsche jedem das große Glück, die Bekanntschaft von drei außergewöhnlichen Menschen zu machen.

Saturnino, Bassist des italienischen Sängers Jovanotti. Seine Musik half Roberto und Francesca in schweren Zeiten.

Was ich vorher sagen möchte

Hallo, liebe Leserin, lieber Leser,

eines muss ich gleich vorweg sagen: Diese Geschichte wird Ihnen einen Schlag versetzen. Auch mich hat es hart getroffen, damals, vor vier Jahren. Aber ich bin noch am Leben. Das, was Ihnen diese Geschichte Zeile für Zeile vor Augen führen wird, ist nichts im Vergleich zu dem, was ich abbekommen habe. Dennoch werden auch Sie es ganz deutlich spüren.

Versuchen Sie einfach, sich für diese Geschichte zu öffnen. Ich glaube nicht, dass Ihre Emotionen Sie augenblicklich überrollen werden, zumindest nicht auf den ersten Seiten. Es wird wohl ein Weilchen dauern, bis Ihr Herz weich wird. Bei meinem hat es jedenfalls lange gedauert.

Sicher, wenn Sie lesen, wie sich mein Sohn Mario nach einem Leidensweg von zweieinhalb Jahren plötzlich auf die Beine stellt und seine ersten Schritte macht, werden Sie eine Gänsehaut bekommen. Für mich kam dieser Augenblick einem Wunder gleich. Aber er traf mich auch wie ein Peitschenhieb. Und dieser Schlag spornte mich dazu an, genauer nachzudenken über unseren Weg und über den Perspektivenwechsel, den das Leben mir abverlangt hatte.

Möglicherweise durchzuckt es Sie aber auch schon etwas früher, wenn Sie miterleben, wie Mario seine linke Hand nach einem Stift ausstreckt, den wir ihm hinhalten. Oder wenn Sie miterleben, wie glücklich er ist, wenn wir auf Reisen gehen. Mit ziemlicher Sicherheit wird es Ihnen manchmal auch ein wenig den Hals zuschnüren, denn ich bin überzeugt, dass dies, trotz allem, eine schöne Geschichte ist. Ich will auf keinen Fall, dass diese Geschichte rührselig wird und man händeringend nach einem Wunder ruft. Stattdessen wünsche ich mir, dass sie Sie inspiriert, mit uns weiterzugehen auf unserem Weg.

Zunächst müssen Sie aber etwas Geduld haben. Sie müssen mit uns aushalten, dass eine Mutter ihre wahren Gefühle anfangs unter Verschluss hält und sich nicht dem unkontrollierbaren Sturm von Scham, Bestürzung, Angst und Verzweiflung hingibt, der über sie hereinbricht. Schließlich gab es am Anfang etwas viel Wichtigeres und Dringenderes zu tun: Wir mussten Mario helfen. Dazu war es notwendig, den Kopf einzuschalten und die Kontrollsoftware zur Problembewältigung zu aktivieren. Einen wissenschaftlichen Ansatz zu wählen: Problem – Erkenntnis – Lösung. Weich werden konnte man danach, vielleicht. So fühlte ich damals. Oder vielmehr fühlte ich nicht.

Aber Achtung: Ich bin weder Ärztin noch Wissenschaftlerin. Auch mein Mann Roberto nicht. Die Lösungen, die wir vorschlagen, versuchen wir zuerst an uns selbst zu testen, das scheint uns am vernünftigsten. Alles, was wir heute wissen, haben wir unterwegs gelernt, unter großem Einsatz unseres gesunden Menschenverstandes. Wir haben uns eingearbeitet, viel gelesen, mit Experten gesprochen und unsere Schlüsse meist aus der direkten Erfahrung gezogen.

Also, wenn Sie wollen, können wir jetzt beginnen. Und womit beginnt man besser als mit einem Namen: Mario.

Es hätte uns eigentlich sofort klar sein müssen, wohin das führen würde. Wir hatten uns auf den Namen Mario geeinigt. Das war kein Name für kleine Könige oder Collegestudenten. Mario hießen für uns Maurer, Bauern – Menschen, die mit beiden Beinen auf der Erde stehen und Werte haben. Mario heißen Leute, die sich jeden Zentimeter ihres Weges unter Schweiß erarbeiten. In diesem Namen steckt das Schicksal eines Kämpfers.

Mario begann seinen Kampf, noch bevor er geboren wurde, drinnen in meinem Bauch, wo er mich so heftig trat, dass es mir den Atem nahm. Und sein Gegner war übermächtig: der Schlaganfall.

Ein Schlaganfall ist für das Gehirn gleichbedeutend mit dem, was für das Herz ein Infarkt ist. Damit das Gehirn funktioniert, muss das Blut darin frei fließen können. Wird der Blutfluss unterbrochen, verliert das Gehirn seine einzige Energiequelle und schützt sich, indem es den betroffenen Bereich abschaltet.

Wenn man das auch nur wenige Sekunden zu spät merkt, sind Millionen von Gehirnzellen bereits zerstört und es entstehen irreversible Schäden. Greift man aber sofort ein, können die Schäden eingedämmt werden.

Weltweit wird alle zwei Sekunden ein Mensch von einem Schlaganfall heimgesucht. Alle sechs Sekunden stirbt jemand daran. Der Schlaganfall schert sich weder um das Geschlecht noch um das Alter seiner Opfer. Man muss noch nicht einmal geboren sein: Ein Schlaganfall kann auch im Mutterleib eintreten. Tatsächlich ist das Risiko für den Menschen in dieser Lebensphase am höchsten. Der Schlaganfall ist eine der häufigsten Todesursachen bei Kindern. Von tausend Neugeborenen erleiden zwei bis drei einen Schlaganfall. Und er ist die häufigste Einzelursache für Behinderungen auf der ganzen Welt.

Unser Sohn Mario ist leider Teil dieser verfluchten Statistik. Als eines von diesen zwei oder drei Kindern musste er schon mit einer Behinderung ins Leben starten.

Das ist also seine Geschichte. Nach einer äußerst schwierigen Schwangerschaft, der mehrere Fehlgeburten vorangegangen waren und die ich fast vollständig im Bett liegend verbracht hatte, teilte man uns zehn Tage nach Marios Geburt mit, dass er während der Geburt einen Schlaganfall erlitten hatte, bei dem die rechte Gehirnhälfte geschädigt worden war. Und diese Schädigung würde zu einer Beeinträchtigung der linken Körperhälfte führen.

Der Schock traf uns mit voller Wucht, das können Sie sich sicher vorstellen. Aber dann: Stopp! Mein emotionales Nervensystem schaltete augenblicklich ab. Es gibt Teile dieser Geschichte, die selbst für mich immer noch unergründlich sind. Vielleicht gelingt es mir eines Tages, noch etwas tiefer zu graben. Lange Zeit fiel mir das unglaublich schwer. Teilweise ist das auch jetzt noch der Fall.

Für uns gibt es keine Bilder einer sorglosen Ankunft auf dieser Welt und kein Idealbild von Mutterschaft, das war mir nicht vergönnt. Denn das Leben hat meinen Mann Roberto und mich dazu auserkoren, in erster Linie Kämpfer zu sein und erst danach Marios Eltern.

Auch die Entscheidung, unseren Sohn gesund zu machen, für seine Normalität zu kämpfen und gegen die Vorurteile, die es gegen sein Anderssein gibt, stellte sich, wie Sie bemerken werden, irgendwann ganz automatisch ein. Sie werden nicht eine einzige Sekunde erleben, in der wir innehalten und uns fragen, wie es weitergehen soll. Sie werden mich nicht weinen sehen. Und ich versichere Ihnen, Grund zum Weinen hätte ich zur Genüge gehabt.

Das alles war blockiert. Auch Roberto reagierte sofort mit einer Gegenfrage, als wir von dem Schlaganfall erfuhren: »Dann wird er also nicht Auto fahren können?« Das war vielleicht eine groteske Reaktion, aber jedenfalls eine, die zu seinem praktischen Wesen passte. Er war zwar noch unfähig,

Wut zu empfinden, aber er konnte staunen, und er konnte Schmerz und eine Verzweiflung fühlen, die vor allem ein großes Fragezeichen hervorbrachte.

Sie werden uns nicht erleben, wie wir verzweifelt versuchen, die Tiefen unseres Gemütszustandes zu ergründen. Angst? Bestürzung? Ein zu harter Schlag, um überhaupt etwas zu empfinden? Es gab nur Stille. Und eine abrupte Rückkehr zur Vernunft: lesen, überlegen, wissen, berechnen, messen, vertiefen. Eine fast schon obsessive Beobachtung von Marios natürlichen Bewegungsabläufen: Welchen Finger steckt er in den Mund, welche Hand streckt er in die Luft, an welcher Stelle seines Körpers spüre ich die meiste Kraft, wohin kann er mir mit dem Blick folgen, aus welcher Richtung vernimmt er Geräusche am besten? Eine wissenschaftliche Herangehensweise.

Dagegen fehlen all die Fragen, die normalerweise eine Mutter beschäftigen: Wird er Musik mögen? Werde ich ihn zum Tennis oder lieber zum Schwimmen anmelden? Wird er Astronaut, wenn er groß ist? Stattdessen: Wird er Auto fahren können?

Denn schlussendlich, dachte ich, zählt einzig und allein eines: dass Mario ein unabhängiges Leben führen kann und gesund ist.

Aber ich habe mich geirrt. Unabhängigkeit und Gesundheit allein reichen nicht aus, wenn du es nicht schaffst, deinem Sohn die Freude am Leben zu vermitteln.

Wie Sie sicher schon bemerkt haben, bin ich kein sentimentaler Mensch, aber diese Sache ist mir wirklich unter die Haut gegangen: Erst als Roberto und ich begannen, das Leben mit Mario zu genießen und ihn in alles mit einzubeziehen, was uns Freude macht – Reisen, Musik, Bücher, Freunde –, konnte er anfangen, gesund zu werden. Buchstäblich Schritt für Schritt kam er auf die Beine und wurde zu dem fröhlichen Kind, das er heute ist. Davor war ihm das nicht gelungen. Vielleicht war es noch zu früh, und die vielen Therapien hatten einfach noch nicht angeschlagen. Vielleicht hätten sie ohne den richtigen Ansatz aber auch niemals angeschlagen.

Das ist einer der Gründe, warum ich dieses Buch geschrieben habe. Es ist nicht nur eine Geschichte, die von der unermesslichen Liebe eines Vaters und einer Mutter zu ihrem Sohn handelt, sondern auch das Ergebnis unserer ganz persönlichen Suche. Es gibt Vorgänge im Geist und im Umfeld eines Patienten, die die Medizin noch nicht mitberücksichtigt, die sich für uns aber als essenziell erwiesen haben. Oder besser gesagt: als Lösung unseres Problems. Und deshalb möchte ich diese Erfahrungen mit Ihnen teilen, so wie ich es bereits 2013 auf dem Podium der *TEDGlobal*-Konferenz in Edinburgh getan habe, vor Tausenden von Menschen. TED ist eine Konferenzreihe, die sich mit Innovation, Kreativität und der Verbreitung von Ideen beschäftigt. Persönlichkeiten wie Bill Gates oder Bono haben schon TED-Talks gehalten. Sie verbreiten sich in Windeseile rund um die digitale Welt, die Videos werden vieltausendfach geteilt und angesehen, es ist eine wunderbare Möglichkeit, Wissen und Erfahrungen zu teilen.

Mir geht es dabei nicht um persönliche Eitelkeiten. Ich glaube einfach, dass die schönsten Geschichten solche sind, die anderen Menschen helfen können. Es wäre egoistisch, sie für sich zu behalten. Sie haben keine Ahnung, wie sehr es mir nach der Diagnose geholfen hätte, ein Buch wie dieses zu lesen. Und jedes Mal, wenn ich eine »neue Mutter« eines Schlaganfall-Babys treffe, frage ich mich: Welchen Programmierfehler müssen die Eltern dieser Geschöpfe haben, wenn sie es in Hunderten von Jahren Evolution nicht geschafft haben, ihre Erfahrungen zusammenzutragen? Warum gibt es so wenig Fortschritt im Kapitel »Eltern von Schlaganfallkindern«? Es gibt natürlich keinen Programmierfehler, sondern nur ein übermächtiges Problem, das für die beteiligten Institutionen (Kliniken, Universitäten, Pharmaunternehmen, Krankenkassen) viel zu unbequem und zu wenig lukrativ ist. Und dieses Problem wird unter Ärzten, Forschern und Eltern viel zu selten besprochen.

Daher habe ich beschlossen, ihm die Stirn zu bieten, diesem Problem. Natürlich war – und ist – das nicht einfach. Nicht nur, weil es schwierig ist, sich selbst zu therapieren, seine eigenen Gefühle wahrzunehmen und sie mit anderen zu teilen, sondern aufgrund der Nebenwirkungen, die das Schwimmen gegen den Strom mit sich bringt. Als Eltern eines »unbequemen« Patienten muss man sich doppelt abmühen, um eine richtige Diagnose zu erhalten oder in einem Reha-Zentrum aufgenommen zu werden.

Seit Marios Geburt sind mittlerweile vier Jahre vergangen, und hier ist sie: die Geschichte von Mario und seinem, beziehungsweise unserem, Kampf. Darsteller: mein Sohn, mein Mann, ich, ein Ärzteteam, Physiotherapeuten, die neuesten wissenschaftlichen und technischen Erkenntnisse, unsere Hobbys, das Reisen, die Musik, die TED-Konferenz, das Abenteuer von *Fight The Stroke* und die Hartnäckigkeit, mit der dieses Projekt am Leben erhalten wird.

Diese vier Jahre erscheinen mir wie ein halbes Leben. Dabei stehen wir gerade erst am Anfang.

1
Aufwärmtraining

In meinem Leben gibt es mehrere »Vorhers« und »Nachhers«.

Vor Mario gab es eine lange Zeit, in der ich glaubte, niemals Mutter zu werden. Ich mochte Kinder, aber ich hatte kein großes Interesse daran, selbst eines zu bekommen.

Ich hatte ziemlich früh, mit Anfang dreißig, eine leitende Stelle im Marketing übernommen. Meetings, Briefings und Präsentationen auf allen Unternehmensebenen und bei verschiedenen internationalen Konzernen standen auf der Tagesordnung. Es gab viele Reisen, Projekte, Kampagnen, damit immer mehr Produkte verkauft werden konnten, vom Milchpulver bis hin zur Kreditkarte. Als ich mich zum ersten Mal mit dem Thema Mutterschaft auseinandersetzte, ging es um eine berufliche Angelegenheit: Wie konnte man die Bedürfnisse dieser Zielgruppe am besten befriedigen?

Ich hatte nur meine Arbeit im Kopf.

Über ein Kind nachzudenken hätte für mich eine Ablenkung bedeutet. Bei internationalen Konzernen geht es aber nur um Leistung und Ergebnisse. Und wer abgelenkt ist, erzielt keine besonders guten Ergebnisse.

Bei meinem Mann Roberto war das anders. Bei ihm machte sich der Wunsch, eine Familie zu gründen, früher bemerkbar.

»Lass uns doch ein Kind bekommen«, sagte er.

Aber ich spielte auf Zeit: »Warten wir noch ab.«
»Was willst du denn abwarten?«
»Warten wir einfach noch ein bisschen.«
Einige Jahre lang ging das immer so weiter. Und Roberto, der sich ebenfalls im Sog des IT-Konzerns befand, für den er arbeitete, der dauernd auf Reisen und immer in der Firma eingespannt war – Roberto wartete.
Wir arbeiteten und warteten. Bloß keine Ablenkung.
Wenn ich jetzt an diese Jahre zurückdenke, muss ich zugeben, dass ich das ein oder andere bereue. Besonders leid tut es mir um all die Zeit, die so schnell vergeht, während du den Blick auf den Boden heftest. Schließlich willst du genau sehen, wohin du trittst, und dich möglichst flink zwischen den Hindernissen entlang deines Weges bewegen. Außerdem ist eine Schwangerschaft mit vierzig etwas anderes als mit zwanzig oder dreißig. Aber das wird dir erst danach bewusst.

»Wir adoptieren einfach ein Kind«, überlegten wir uns irgendwann. Es war eine etwas naive Idee, vielleicht oberflächlich und ohne genau zu wissen, was sie bedeutete, aber sie war ehrlich und kam von Herzen. Wir konnten zwar selbst Kinder bekommen, aber uns gefiel die Vorstellung, einem Kind eine Chance zu geben, das bereits auf der Welt war. Vielleicht einem schwarzen Kind mit krausem Haar und hellen Handflächen. Wir hätten es in den Arm genommen und ihm gezeigt, dass die Welt ein besserer Ort sein kann als das, was es bisher erlebt hat. Und wir wären glücklich gewesen.
Also begannen wir, die trübseligen Büros der zuständigen Behörden abzuklappern. Graue Prozeduren, graue Psychologen, bilderlose graue Zimmer, deren einziger Schmuck die Papierstapel auf den Schreibtischen waren. Und viele, viele Fragen, die darauf abzielten, tief unter die warme Decke unserer Vorstellung von Familie zu schauen.

»Würden Sie auch ein Kind wollen, das aus einem südamerikanischen Land stammt und mit seiner alkoholabhängigen Mutter in einem Pappkarton gelebt hat?«

Die Psychologin sah uns an, ohne uns wahrzunehmen. Sie stellte die Frage nur, damit sie die erwartete Antwort bekam. Die einzig erlaubte Antwort. Aber wir wussten nicht, was wir antworten sollten. Wir hatten nicht darüber nachgedacht. Was war jetzt mit dem schwarzen Kind, das uns lachend in die Arme springt?

»Würden Sie ein Kind wollen, das misshandelt wurde und das bereits einen langen Weg durch Waisenhäuser und Sozialeinrichtungen hinter sich hat, mit dem Risiko, dass es Jahre dauern wird, bis es wieder Vertrauen zu Menschen fasst?«

Musste man die Angelegenheit wirklich so betrachten? Hm. Vielleicht schon. Aber möglicherweise ist es doch etwas weniger tragisch, als Sie es hier darstellen, Frau Doktor?

»Würden Sie ein HIV-positives Kind akzeptieren?«

Du lieber Himmel, dachten wir. Wo sind wir denn hier gelandet, in einem Verhör? Hatten wir es mit einer Psychologin oder einem Staatsanwalt zu tun? War es vielleicht ein Verbrechen, ein Kind adoptieren zu wollen? Wir dachten, es wäre etwas Schönes, etwas Gutes. Etwas, das gute Menschen tun. Warum hielt sie uns Tintenklecksbilder vor die Nase wie in einem Woody-Allen-Film? Was wollte sie von uns hören?

»Würden Sie auch ein behindertes Kind akzeptieren?«

Es wäre sicher schwer, aber ja. Wir wollten etwas Gutes tun, aber offensichtlich war das nicht genug.

Das Tribunal sagte Nein. Auf dem Bescheid stand schwarz auf weiß, dass wir kein geeignetes Paar für die Adoption eines Kindes wären. Es war eine schwere Niederlage, die uns am Ende dieses sonderbaren, sinnlosen und schmerzhaften Verfahrens traf.

Aber so traurig und enttäuscht wir auch waren, wir mussten zugeben, dass wir tief im Inneren auch ein wenig erleichtert waren. Womöglich stimmte es ja, dass wir nicht bereit waren. Wir hatten unser Innerstes erforscht, wir hatten uns die schwierigsten Fragen gestellt, auf die wir keine Antwort wussten und die uns wie eine unnötige Quälerei erschienen. Wir wussten nicht, dass der Hürdenlauf für uns erst begonnen hatte. Dass wir gerade erst die Aufwärmphase hinter uns hatten.

»Ich bin schwanger.«

Das war Anfang 2009, und ich war so glücklich wie nie zuvor in meinem Leben.

Wirklich, denn wenn es dir passiert, ist es, als würdest du plötzlich erwachen. Und du erkennst, dass du es mehr willst als alles andere. Obwohl du früher gedacht hast, du wolltest es nicht.

In der Arbeit durchlebte ich gerade eine schwierige Phase, also empfand ich diese Schwangerschaft als ein Stück Freiheit, als ein Geschenk an meine Familie, für Roberto und mich. Ich weiß nicht, warum viele Frauen das anders sehen wollen, warum viele sich als Gefangene zwischen Beruf und Familie betrachten.

Nach dem dritten Monat ließen wir eine Fruchtwasseruntersuchung durchführen, an einem Montag Anfang des Sommers. Aber den neunten Monat erreichten wir nicht, das Baby schaffte es nicht. Der Schmerz, der dann kam, war eine weitere Etappe unserer Trainingsphase.

Wir hatten es uns nicht ausgesucht, zu Soldaten auf dem Schlachtfeld des Lebens und der Medizin zu werden. Das entsprach bei Gott nicht unserer Philosophie, ganz im Gegenteil! Höchstens bei der Arbeit, da benutzten wir gelegentlich eine etwas aggressivere Terminologie – Angriff, Verteidigung, Ziel, Strategie, Taktik, Rivale, Eroberung –, aber dabei handelte es sich lediglich um Metaphern. Kriegerisches Denken und Reden waren nie unser Ding. Roberto hatte seinerzeit sogar aus Gewissensgründen die Wehrpflicht verweigert, und auch ich stellte mich immer gegen jede Form von Gewalt.

Wie dem auch sei, auf unserem Weg begegneten wir zahlreichen Trainingspartnern. Das war weder geplant noch gewollt, aber unvermeidlich. So war es eben.

Im Oktober war ich wieder schwanger. Im Dezember, in der neunten Woche, verlor ich das Kind. Wieder eine Fehlgeburt, das Baby hatte einen genetischen Defekt. Ich erinnere mich an jenen Tag so genau, wie man sich an das Jahr des Niedergangs des Römischen Reiches erinnert. Ich durchlebte eine graue Zeit, eine Art Mittelalter mit Hindernissen.

Ich begann zu glauben, dass ich nicht dazu geschaffen war, Kinder zu haben. Weder geeignet, welche zu adoptieren, noch selbst Mutter zu werden. Was mir in jener Zeit noch so alles im Kopf herumschwirrte, kann man sich leicht vorstellen.

Und dann kam der Unfall.

Es war Anfang April 2010. Nach meiner zweiten Fehlgeburt hatte ich beschlossen, den Job zu wechseln. Zu viele Reisen. Vielleicht hatte das alles ja mit dem vielen Stress zu tun. Mit einem gesünderen Lebensstil würde sich alles von allein lösen.

Roberto und ich hatten immer schon gerne Ausfahrten mit dem Motorrad gemacht. Gewöhnlich nahmen wir auch unsere Dackelhündin Gina mit, die zerzaustes weiches Fell, ziemlich viele Jahre auf dem Buckel und ein Leistenproblem hatte. Gemeinsam setzten wir uns auf die schwarze Harley und fuhren los.

Aber an jenem Abend geschah es, dass irgendein Kerl ein

Stoppschild nicht beachtete und wir unter sein Auto rutschten. Als ich die Augen öffnete, sah ich nur Robertos angsterfülltes Gesicht und hörte, wie er aus Leibeskräften schrie. Da erst wurde mir klar, dass mein Kopf eingeklemmt war. Um ein Haar wäre ich unter die Reifen des Autos geraten.

Es gibt ein Davor, in dem ein Mensch existiert, und ein Danach, in dem er nicht mehr existiert. An jenem Tag hätte ich beinahe von dem einen Zustand in den anderen gewechselt, und Roberto hätte alles mitansehen müssen. Zum Glück ging die Sache dann doch noch recht glimpflich aus: ein abgebrochener Hundezahn und ein paar kaputte Klamotten. Und Robertos Lieblingsjeans mussten wir wegwerfen.

Wir ließen das Motorrad reparieren, und einen Monat später saßen wir wieder im Sattel. Unser Mantra war: hinfallen, aufstehen, neu starten. Das nächste Mal wird es besser laufen.

Ein sehr effizientes Training für das, was kommen sollte.

2
Mario

Ich erinnere mich noch gut an die Hitze auf meiner Haut, als Roberto mich vom Büro abholen kam. Die schwüle Mailänder Juliluft, die langsamen Schritte, der offene oberste Jeansknopf und das T-Shirt, das mir lose um die Hüften hing.

Wir hatten beschlossen, alles kontrollieren zu lassen, was möglich war, und bis zu diesem Zeitpunkt schien alles, was wir kontrollierten, in Ordnung zu sein. Die zweitausend Euro teure Chorionzottenbiopsie ließ uns wissen, dass es sich um einen »männlichen Fötus ohne auffällige Chromosomenanomalien« handelte.

Für die meisten Eltern war das schlicht eine gute Nachricht, wenngleich ziemlich mies kommuniziert, weil zu nüchtern und im Telegrammstil, aber für uns waren es genau die richtigen Worte. Denn nach zwei Fehlgeburten bleibt dir die Vorfreude irgendwann im Hals stecken.

Es war nicht mehr so wie beim ersten Mal. Es ging nicht mehr nur darum, sich im Büro die Panini mit Prosciutto zu verkneifen, mit der Ausrede, zur Vegetarierin mutiert zu sein, eigentlich aber aus Angst vor Toxoplasmose, oder das Gemüse vor dem Verzehr zu desinfizieren. Ich musste darauf gefasst sein, neun Monate lang krank zu sein und auf jedes Detail zu achten. Wie ich mich bewegte, was ich in jeder Sekunde tat und wie jede meiner Handlungen dem Baby, das in meinem Bauch lebte, schaden könnte.

Im dritten Monat war noch nichts passiert, was nicht passieren sollte. Ein wichtiges Ziel war erreicht. Nur ein einziges Mal waren wir im Hochsommer ins Krankenhaus von Fermo geeilt. Wir waren im Urlaub bei unseren Eltern in Ascoli, als ich plötzlich Blut verlor. Ich hatte Angst, Herzrasen, Schmerzen und noch mehr Angst, aber am Ende war es nichts Schlimmes. Wir konnten es kaum glauben: Zwölf Wochen sind eine wichtige Schwelle in einer Schwangerschaft, vor allem, wenn man schon ein bisschen älter ist.

Und dann, im Oktober, versetzte uns der Gynäkologe einen neuen Messerstich: »Zentrale *Placenta praevia.*«

»Was heißt das?«

»Das bedeutet, dass Ihre Plazenta nicht an der normalen Stelle an der Gebärmutterwand anliegt, sondern im unteren Teil der Gebärmutter.«

Bei meiner Vorgeschichte mit zwei Ausschabungen nach Fehlgeburten war dies eine häufig auftretende Komplikation.

»Ich verstehe nicht ganz, was meinen Sie mit zentral?«, fragte ich den Gynäkologen.

»Die Placenta praevia wird nach der Lage der Plazenta im Verhältnis zum inneren Muttermund klassifiziert. Von einer zentralen Placenta praevia sprechen wir, wenn die Plazenta den inneren Muttermund völlig verdeckt«, dozierte der Arzt gewissenhaft.

»Und wie kommt dann das Kind heraus?«

Nur nicht aufregen, dachte ich. Es ist nur eine Frage des »Wie«. Sagt mir, was ich tun muss, und ich tue es.

»Genau da liegt das Problem. Die Plazenta besteht aus einem Gewebe, das nicht dehnbar ist. Es passt sich nicht an die Veränderungen der Umgebung an. Bei einer Placenta praevia ist es unausweichlich, dass es parallel zur Ausdehnung des unteren Gebärmutterbereiches oder bei einer Öffnung des Muttermundes zu einer Ablösung der Plazenta kommt.«

Dann unterbrach er sich. Sosehr ich auch versuchte, ihm zu folgen, es gelang mir nicht. Seine Worte verpufften, noch bevor ich sie fassen konnte.

Der Doktor seufzte, als er begriff, dass er mir die Sache mit anderen Worten erklären musste.

»Im zweiten Schwangerschaftsdrittel ist die Diagnose Placenta praevia relativ häufig. In vielen Fällen bewegt sich die Plazenta in den folgenden Wochen weiter, sodass sie sich im letzten Drittel doch noch in der richtigen Position befindet. Wir werden sehen, wie sie sich verhält«, schloss er, um mich nicht weiter zu beunruhigen.

Ich sagte nichts. Aber ich war weiter beunruhigt.

»Es besteht auf jeden Fall das Risiko einer Frühgeburt. Und vermutlich müssen wir einen Kaiserschnitt durchführen. Sie müssen sich die Plazenta wie ein durchblutetes Netz zum Schutz des Kindes vorstellen. Wenn sie nicht an ihren Platz zurückkehrt, wird sie sich im Moment der Geburt nur schwer ablösen.«

Ich blieb weiterhin stumm. Das Einzige, was ich verstanden hatte, war, dass ich abwarten musste.

Na schön. Ich würde alles für dieses Kind tun. Ich würde eine gute Patientin sein und seinen Anweisungen akribisch folgen. Der Gynäkologe hatte sich ja klar ausgedrückt: Risikoschwangerschaft, jede Anstrengung vermeiden, Bettruhe.

Ich hatte erst vor wenigen Monaten meine neue Stelle angetreten, und das Letzte, was ich meinen Vorgesetzten mitteilen wollte, war, dass ich nicht nur schwanger war, sondern dass wir uns erst im nächsten Jahr wiedersehen würden, weil es eine Risikoschwangerschaft war.

Was soll's, dachte ich, immerhin gab es ja auch zu Hause jede Menge zu tun. Nur dass ich das Bett hüten musste. Ein Albtraum, aber um mein Kind zu schützen, akzeptierte ich auch das.

Als ich dann ins Krankenhaus kam, war es bereits Dezember. Ich war im siebten Monat und hatte einen Riesenbauch.

An jenem Morgen waren Roberto und ich gerade aufgewacht, als auch schon klar war, dass ich ins Krankenhaus musste. Ich habe keine Ahnung, welche Farbe der Himmel hatte, welches Wetter wir hatten oder wer uns unterwegs begegnete. Ich weiß nur, dass wir von der Via Gluck bis ins Krankenhaus nur dreizehn Minuten benötigten, weniger als mit dem Motorrad.

Mein Bauch war riesig, ebenso wie das Risiko einer Blutung oder einer Frühgeburt. Die Ärzte hatten uns zu einem stationären Aufenthalt geraten, damit sie im Notfall eingreifen konnten.

Ich hatte bereits viele Monate zu Hause verbracht, entweder im Bett oder auf dem Sofa, und hatte versucht, die Ankunft des neuen Lebewesens vorzubereiten und ihm das für meine Begriffe perfekte Nest zu schaffen. Aber sobald ich etwas in die Hand nahm, musste ich es auch schon wieder sein lassen. Mario brauchte meine volle Aufmerksamkeit.

Aus der Zeit im Krankenhaus erinnere ich mich nur noch an eine nicht enden wollende Abfolge keimfreier Zimmer, an desinfizierte Hände, gesundes Essen, saubere Mäntel und Türklinken, die ich lieber nicht berühren wollte. Alles ordentlich und steril, auch die Umarmungen.

Ich erinnere mich an das strikte Diktat der Medizin, wonach ein Bauch zwar berührt werden durfte, die Fragen jedoch nur der Krankenakte gestellt wurden. Bedauerlicherweise werden Krankenakten nie danach gefragt, wie es ihnen geht. Sie werden höchstens manchmal verwechselt.

»Sieh es doch so: Immerhin bist du am sichersten Ort der Welt«, beruhigte mich Roberto. »Was auch immer geschieht, hier bekommst du die bestmögliche Betreuung. Die besten Ärzte, die besten Geräte und Behandlungsmethoden.«

Mag schon sein, dachte ich, aber da war noch etwas anderes. Natürlich konnte ich sicher sein, dass jeder unvorhergesehene Zwischenfall sofort behandelt und unter Kontrolle gebracht werden würde, aber all die Vorsicht und dieser andauernde Überwachungszustand führten dazu, dass mein Mutterinstinkt erstickt wurde und mir jede Freude abhandenkam. Nur noch ein Nachbeten von Zahlen und ein Vergleichen mit irgendwelchen Durchschnittswerten.

Nach allem, was in den Monaten zuvor geschehen war, hatte ich mich auch zu einer Art Expertin für Pränataldiagnostik entwickelt und wusste daher genau, was man in einer Schwangerschaft tun oder nicht tun sollte. Am Ende hatte ich mich daran gewöhnt, auf alles achtzugeben, jede Bewegung zu kontrollieren und alles, was ich tun wollte, vorher abzuklären, kurz: ständig in mich hineinzuhorchen. Am Ende entschied ich dann meistens, gar nichts zu tun, denn jeder Schritt, wer weiß, hätte sich als Fehler entpuppen können.

Frühmorgens kam der Arzt zur Kontrollvisite vorbei. Danach Ultraschall, Blutproben und eine Suppe, die weder Aroma noch Geschmack besaß – ein risikofreies Essen, das ich bedenkenlos zu mir nehmen konnte.

Schwanger zu sein erschien mir wie eine Krankheit. Nicht dass ich mich beschwert hätte, aber ich konnte es kaum erwarten, wieder »gesund« zu werden und Mario kennenzulernen. Nicht mehr Patientin, sondern Mutter zu sein.

Und irgendwann war der Tag der Entbindung gekommen.

Lange Zeit dachte ich, dass für Mario vielleicht alles ganz anders ausgegangen wäre, hätte dieser Tag einen anderen Verlauf genommen. Dann beginnst du zu lesen und zu recherchieren und erkennst, dass es Umstände gibt, die man nicht vorhersehen kann. Aber in deinem Kopf öffnet und schließt sich die Tür dieses Operationssaales, den du nicht betreten konntest, weil jemand anderer sich vorgedrängelt hat, immer und immer wieder, bis in alle Ewigkeit.

Wenn mir das heute noch einmal passieren würde, würde ich vielleicht protestieren. Ich würde meinen Gynäkologen anrufen und ihm sagen, er solle seinen Privatpatienten links liegen lassen und sofort ins Krankenhaus kommen. Ich würde nicht zulassen, dass sie Roberto unter einem Vorwand wegschicken.

Ich würde das und noch viel mehr tun, aber vielleicht würde es gar nichts ändern.

3
13. Januar 2011

Mario erreichte diese Welt einen Monat vor dem errechneten Geburtstermin. Es war ein geplanter Kaiserschnitt im achten Monat, denn es bestand das Risiko, dass sich meine Plazenta ablöste und uns beide in den Abgrund riss.

Wenn Roberto heute von diesem Tag erzählt, spricht er von den Möglichkeiten, die sich ihm darboten: mit mir und Mario gemeinsam nach Hause zurückkehren. Oder nur mit Mario *oder* mir. Oder allein mit seiner Verzweiflung …

Tatsächlich handelte es sich um einen riskanten Eingriff, der mir eine Heidenangst machte. Noch dazu war mein eigener Gynäkologe an diesem Tag verhindert; ein anderer Arzt würde die Operation vornehmen.

Früher ruhten die Patienten in ihrer Unwissenheit. Sie vertrauten sich dem Arzt an wie einem übermächtigen Guru: »Zwei Pillen täglich, vor dem Essen. Montag wird operiert.« Man fügte sich. Heute hingegen steht uns die ganze Welt des Wissens zur Verfügung. Es reicht ein Schlagwort, eine Reihe von Links und etwas Zeit, um sich seiner Leidenschaft für Katastrophen hinzugeben.

Morgens um halb acht wurde ich von zwei Krankenschwestern abgeholt. Eine von ihnen flüsterte Roberto etwas ins Ohr. »Ich bin gleich wieder da. Ich muss nur etwas aus dem Auto holen«, sagte er daraufhin. Aber noch ehe er wieder da war, brachten sie mich fort.

Dann war ich im Gang vor dem Operationssaal. Ich fragte die Krankenschwester nach Roberto, aber sie sagte mir, sie dürfe ihn nicht hereinlassen. Ich war kurz still, dann versuchte ich, erneut zu fragen. Ich erinnere mich noch gut an das Gefühl von Einsamkeit, das ich in diesem Gang empfand, trotz all der Menschen, die kamen und gingen. Ich erinnere mich an das Geräusch der Ärzteschuhe, die auf dem Linoleumboden bei jedem Schritt quietschten, und die vielen Hände, die Körbe mit Operationsbesteck zum Sterilisieren vorübertrugen.

Ich war allein, und die Angst hatte mich fest im Griff.

Irgendwann kam dann der Arzt, der mich operieren sollte, auf mich zu, warf einen Blick auf meine Akte und ließ seine Überlegungen auf mich niederprasseln, ohne mich überhaupt anzusehen.

»Es wird ein schwieriger Eingriff«, sagte er. Und dann fügte er hinzu, um jeden Zweifel auszuräumen: »Es kann sein, dass wir den Uterus entfernen müssen.«

Noch immer kein Blickkontakt. Ein Musterbeispiel an Einfühlungsvermögen.

Ich musste noch oft an diesen Satz denken, diese Kombination der Worte »kann sein« und »müssen«. Zwei eigentlich unvereinbare Konzepte, können und müssen. Verstand, Freiheit und Entscheidungsmöglichkeit auf der einen Seite (es gibt mehrere Möglichkeiten, wenn du willst, *kannst* du), und auf der anderen Seite der Käfig des Unvermeidlichen. Handlungen, die von einer Notwendigkeit erzwungen werden. Vielleicht liegt in diesem Gegensatz, der sicher in vielen Dingen nur scheinbar vorhanden ist, die ganze Tragik des Arztberufs. Verpflichtet zu sein, Dinge zu tun, um sich dem Zufall, dem Unvorhergesehenen entgegenzustellen. Aber vielleicht liegt darin auch die Tragik des Lebens im Allgemeinen.

Zudem heißt »kann sein« noch lange nicht, dass etwas wirklich eintritt. Aber in diesem Augenblick war ich wie ein gehetztes Tier. Ich hatte so viel Angst, dass ich nicht in der Lage war, die Konsequenzen einer mehr oder weniger entfernten Möglichkeit einzuschätzen. Und im Grunde wollte ich es auch gar nicht versuchen. Schon im vergangenen Monat hatte ich dieses Wort »Möglichkeit« vollständig von mir weggeschoben. Ich hatte alles getan, um keine negativen »Möglichkeiten« aufkommen zu lassen. Alles sollte absolut real sein.

Ich wollte nur noch aufstehen und auf meinen bloßen Füßen über die blank geputzten Gänge zu Roberto rennen und sagen: »Lass uns gehen.« Aber es ging nicht. Wegen des Katheters, des Venenzugangs und wegen eines Arztes, der sich über mich beugte und mir ein Kreuz auf den Hals zeichnete, und wegen all der anderen Menschen, die begonnen hatten, in meinem Blickfeld hin und her zu laufen. Sie bereiteten eine Intubation vor. »Nur für den Notfall«, sagten sie.

Und ich lag da, versteinert vor Angst.

Als wäre ich eine Maschine! Der Arzt wies auf eine Stelle, und sie führten seine Anweisungen aus. Sie taten alles, was nötig war, zum Glück, auch wenn ich am Ende schon so zitterte, dass ich ihnen die Arbeit erschwerte. Ich hoffte, sie würden mir ein Beruhigungsmittel geben, weil es mir nicht gelang, mich selbst zu beruhigen, aber es war nun mal üblich, die »Maschine« erst im OP einschlafen zu lassen.

Da standen sie also alle und warteten. Wir kämpften grundlos gegeneinander, obwohl wir dasselbe Ziel verfolgten.

Ich weiß noch, dass einige Ärzte meinen Fall diskutierten, dann erinnere ich mich an nichts mehr, nur noch an ein schwarzes, Furcht einflößendes Loch, das sich mir über Nase und Mund schob.

Als ich die Augen wieder öffnete, lag ich wieder auf dem Gang. Ich hatte einen Verband um die Beine und überall Schmerzen. Ich verstand nicht, was ich dort sollte, und wusste nicht, wo Mario war.

Der erste Mensch, der mir begegnete, war eine Nonne. Eine dieser Nonnen, die ehrenamtlich im Krankenhaus mithalfen. Sie nahm sich meiner an.

»Es ist alles gut verlaufen«, sagte sie mir lächelnd und strich mir mit der Hand übers Haar.

Danach vergingen viele Stunden, bis wieder jemand mit mir sprach. Sie sagten, dass ich für die Beobachtungsphase auf dem Gang am besten aufgehoben wäre. Die Zeit verging nicht, sie schien mit mir zwischen den Betten festzustecken. In einer Parklücke, die nur zum Warten da war. Und dazu, den anderen Müttern, die eine natürliche Geburt hinter sich gebracht hatten, dabei zuzusehen, wie sie sich im Vorbeigehen an jemandem oder etwas festhielten und sich über ihr weinendes Kind oder diese berüchtigte unbändige Lust auf ein Schinkenbrötchen beschwerten. Mitten in dieser Normalität fühlte ich mich einsam. Mir war gar nicht bewusst, dass Mario geboren war. Dass er lebte und womöglich irgendwo außerhalb meines Körpers weinte.

Die Nonne hatte mir irgendetwas erklärt, aber ich hatte es nicht verstanden. Oder vielleicht hatte ich es auch gleich wieder vergessen.

Irgendwann brachten sie mich auf mein Zimmer, wo Roberto auf mich wartete. Gerührt, lachend, stärkend. Er küsste mich.

»Die Operation hat nicht lange gedauert. Zwanzig Minuten, höchstens eine halbe Stunde«, erzählte er.

Schweigend sah ich ihn an und wartete.

»Mario geht es gut«, sagte er und lachte wieder. Er sagte mir nicht, dass der Arzt aus dem OP gekommen war und einen Priester hatte rufen lassen. Auch von der Krankenschwester, die mit einem blutigen Bündel auf einem spiegelblanken Metalltablett an ihm vorbeigelaufen war, sagte er kein Wort. Oder davon, dass das Herz dieses Bündels auf einmal zu schlagen aufgehört hatte und dass dort ein anderer Vater gewesen war, dessen Gesicht man ansah, dass er plötzlich verstand.

Vor Robertos innerem Auge lief alles, was uns in den vergangenen Monaten passiert war, wie ein Film ab, und er hatte den Mann schweigend umarmt.

Aus meinem wortlosen Blick las Roberto, dass ich unzählige Fragen auf dem Herzen hatte.

»Er ist auf der Intensivstation«, flüsterte er mir zu. »Ein kleines Problem mit der Atmung, reine Routine.«

Bei Frühchen ist es normal, dass sie einige Tage auf der Intensivstation verbringen. Sie brauchen Hilfe beim Atmen und eine sterile Umgebung. Ich wusste das natürlich, aber in diesem Moment war es mir gleichgültig. Ich wollte Mario sehen. Ich wollte wissen, dass er jetzt da war, und ihn berühren.

Ich sagte nichts, sondern fasste mir nur an den Bauch und fühlte, dass er leer war. Ich musste daran denken, dass Mario sich sicher allein fühlte, dort in der sterilen Wärme seines Brutkastens.

»Er hat jede Menge Haare auf dem Rücken.« Roberto setzte seine Fröhlichkeitstherapie fort. »Und weißt du, was er als Erstes getan hat? Er hat Pipi gemacht. Wirklich! Unser Sohn ist pinkelnd zur Welt gekommen.«

Er hoffte auf eine Reaktion von mir. Aber ich starrte ihn nur verständnislos an. Einige Zeit später wurde mir bewusst, wie sehr ich ihm ein Lächeln hätte schenken wollen. Er versuchte auf jede erdenkliche Art, mir dieses Lächeln zu entlocken, aber in diesem Augenblick schaffte ich es einfach nicht. Ich war müde, benommen und schlapp.

Dann gab es auch für uns die obligatorische Zeremonie mit dem Schinkenbrötchen, nach dem sich jede Mutter seit Monaten sehnt. Doch ich schlief ein, noch bevor ich es aufgegessen hatte.

Zwei Tage lang konnte ich nicht aus dem Bett aufstehen. Ich hatte starke Schmerzen im Bauch und im ganzen restlichen Körper. Nur mit Morphium waren sie einigermaßen zu ertragen.

Ich erinnere mich noch an die Geräusche und das freudige Stimmengewirr der Verwandten, die bei den anderen Müttern im Zimmer zu Besuch kamen. Ich hingegen schaffte es nicht einmal, mich aufzurichten und die zwei Stockwerke hinunter auf die Intensivstation zu gehen. Roberto hatte bereits ein Video von Mario gemacht, das allererste Video, in dem er die Augen öffnet. Er zeigte es mir. Mario war wunderschön. Ein kleines, dunkles Baby mit einem dichten Flaum weicher Haare auf dem Kopf. Zumindest glaube ich, dass sie weich waren, ich hatte ihn ja zu diesem Zeitpunkt noch nicht berührt. Mit der wenigen Kraft, die ich zur Verfügung hatte, musste ich mich auf meine Fantasie verlassen.

Am dritten Tag endlich setzten sie mich in einen Rollstuhl und fuhren mich zu ihm. Es war, als hätte ich schwimmend den Ozean überquert und sichtete Land, kurz bevor die Arme vor Erschöpfung versagten. Plötzlich löste sich etwas in mir und bahnte sich einen Weg durch meine Augen. Ich hatte bisher noch nicht geweint.

Auf den Arm nehmen durfte ich Mario noch nicht, um Himmels willen! Er musste in seinem Brutkasten bleiben, wo wir ihn mit den Händen berühren durften. Na schön, dachte ich, so kann ihm nichts passieren, es ist sicher besser für ihn. Trotzdem ist es grausam, wenn eine Mutter ihr neugeborenes Baby nicht auf den Arm nehmen und halten darf.

Ich dachte über das Gefühl des Verlassenseins nach. All die Monate war er in meinem Bauch gewesen, wie in warme, weiche Watte gepackt, und dann fand er sich in einem Bunker voll blinkender Lichter, Sensoren und Monitore wieder. Es piepste, und man hörte alle möglichen anderen Geräusche, die ihm Angst machen mussten. Er kennt doch nur das Klopfen meines Herzens, da könnt ihr ihn doch nicht so von mir fernhalten!

Das konnten sie aber doch, beziehungsweise mussten sie, es war zu seinem Besten. Sie werden es schon wissen …

Am siebten Tag schickten sie uns nach Hause. Roberto und mich. Allein. Mario musste noch in der Klinik bleiben. Aber ich brauchte ihn doch auch! Zu Hause angekommen, kauerte ich mich auf unser durchgesessenes Sofa und begann zu weinen.

Die Schuldgefühle, ohne Mario das Krankenhaus verlassen und ihn allein gelassen zu haben, ließen nur während unserer täglichen Besuche bei ihm nach.

Die Intensivstation war eine Art Parallelwelt mit drei Räumen, in denen die Patienten nach Schweregrad geordnet waren. In dem Raum mit den kritischsten Patienten herrschte Daueralarm, der sich aus wiederkehrenden Pieptönen von unterschiedlicher Länge zusammensetzte. Dazu rote Lichter in allen Größen. Dann gab es den mittleren Raum, in dem die Geräusche schon langsamer aufeinander folgten, etwa im halben Tempo. Und schließlich der letzte Raum, der den Kontrollen und Beobachtungen diente. Dort war es fast still.

Mario blieb fünf Tage lang in dem zweiten Raum, dann wurde er in den letzten verlegt. Dennoch konnten wir die Geräusche aller drei Räume und die Angst vor einem Notfall lange Zeit nicht abschütteln. Sie brannten sich uns in die

Haut, in unsere Kleider und krochen durch die Ohren in uns hinein.

Nicht mehr lange, sagten wir uns immer wieder. Aber die Ärzte sagten nichts.

Wenn wir diese Unterwasserwelt betraten, war es, als bereiteten wir uns auf ein Ritual vor, für das wir uns wie besessen die Hände wuschen und ein grünes, steriles Hemd anzogen. Jede Ansteckungsgefahr musste abgewehrt werden.

Die Zeit, die wir mit Mario verbringen durften, war genau bemessen. Wir nutzten sie ausschließlich zur sogenannten »Känguru-Therapie«, bei der wir ihn Haut an Haut im Arm hielten. Der Grund war, dass Mario nicht nur die Wärme an sich brauchte, die er ja auch im Brutkasten konstant und ohne Infektionsrisiko vorfand, sondern auch den Kontakt mit unserem Körper. Dieser Hautkontakt sollte einen Abdruck, eine warme emotionale Spur hinterlassen, an die er sich klammern und in die er sich hineinkuscheln konnte. Damit er das Gefühl hatte, beschützt zu sein und geliebt zu werden.

Wir setzten uns in einen Liegesessel und blieben dort eine Stunde lang mit ihm sitzen, Haut an Haut. Es ist die einzig schöne Erinnerung, die ich an diese Zeit habe.

Um das Gefühl loszuwerden, uns in einer Raumstation zu befinden, pfiff Roberto leise einige Melodien, die Mario noch heute wiedererkennt. Eine war der Jingle einer alten italienischen Fernsehsendung, den er auch mir einmal vorgesungen hatte, als wir uns damals in Bologna kennenlernten. Dann sang er die Melodie von *Popeye*, und am Ende ließ er noch mit *Come as you are* von Nirvana den Rocker in sich aufflackern.

Zu diesem Zeitpunkt wussten wir noch nicht, wie gut diese Lieder zu Mario passten. Und zu uns. Wir sangen sie nur aus Gewohnheit. Um die Leere zu füllen. Noch wussten wir nicht, dass es schon reichte, wenn wir unseren Atem gegen die wie zum Kuss geschürzten Lippen bliesen, um eine kleine musikalische Gestalt entstehen zu lassen. Die Musik war eine unserer größten Leidenschaften, und sie sollte Mario und uns während unseres Kampfes noch viel Kraft und Inspiration spenden.

So ging es zehn Tage lang weiter: Unterwasserwelt, Känguru-Therapie, Lichter, Geräusche und mit der Flasche eingeflößte künstliche Milch, denn Stillen kam nicht infrage, auf keinen Fall, sagten die Ärzte! Wir befanden uns im Inneren einer Art Raumstation und wussten nicht, ob wir lachen oder weinen sollten.

Und dann war Mario schließlich bereit: Er konnte aus dem Krankenhaus entlassen werden und mit uns nach Hause kommen.

4
Schlechte Nachrichten

Wir hatten den Wecker auf sieben Uhr gestellt, aber als wir am Morgen des 23. Januar 2011 aufwachten, war es erst sechs. Wir waren nicht mehr müde, weil wir teils aufgeregt, teils angespannt waren, und beschlossen aufzustehen. Wer schon viel hinter sich hat, bereitet sich eben immer darauf vor, dass es noch schlimmer kommt. Auf die »Möglichkeit«.

Jedenfalls erreichten wir das Krankenhaus eine halbe Stunde zu früh. Mit der Kindertragetasche, die man uns bei der Beratungsstelle gegeben hatte, begaben wir uns zum Untersuchungszimmer.

Die Ärztin erwartete uns bereits.

»Wir machen nur einen Ultraschall, dann können Sie wieder nach Hause«, meinte sie, als sich über den Gang ein ziemlich ungepflegter Arzt näherte. Ein Hemdzipfel hing ihm aus dem Hosenbund, sein weißer Kittel war zerknittert, er hatte grau meliertes Haar und den zerstreuten Blick eines gutmütigen Brummbären.

Der Arzt begrüßte uns, griff nach der Ultraschallsonde und beugte sich über Mario. »Es handelt sich um eine reine Routineuntersuchung. Wir führen sie bei der Entlassung aller Babys durch, die vor der achtunddreißigsten Woche geboren werden«, erläuterte er.

Nach der ersten Untersuchung drehte sich der Arzt zum Monitor und wiederholte den Vorgang. Ohne ein Wort zu sagen. Dann rief er eine Ärztin herein und flüsterte ihr etwas zu.

Als sie die Untersuchung ein drittes Mal ausführten, war uns bereits klar, dass etwas nicht stimmte. Ihre Stimmen klangen bemüht ruhig, aber ich konnte hören, wie sie sich zurückzogen, als wollten sie fliehen. Man bat uns, ein paar Minuten zu warten, dann ließ man uns allein. Das Untersuchungszimmer hüllte uns drei mit seiner Stille ein. Ich stellte mir dauernd vor, wie ich Mario aus seiner Tasche hole, auf den Arm nehme und mit ihm die Treppe hinunter- und davonrenne, bis nach Hause, und mich dort unter der Bettdecke verkrieche. Dann hätte mir dieser Arzt mit den guten Augen keine schlimme Nachricht überbringen können. Und was er nicht sagen konnte, existierte nicht: Wenn man etwas nicht mit Worten sagen kann, bedeutet das, dass es dieses Etwas nicht gibt.

Dann klopfte die Ärztin leise an die Tür und sagte: »Kommen Sie bitte einen Augenblick mit ins Büro? Der Doktor möchte Sie gerne sprechen.«

Wir betraten dieses Büro, das gar keines war, sondern das Zimmer der Oberschwester, in dem sich Berge von Krankenakten in einer Ecke stapelten und hinter einem Paravent die Latexhandschuhe gelagert wurden. Nur ein Bildschirm und einige Zeilen Text, die darauf standen, erweckten den Anschein, dass es sich um ein Büro handeln könnte.

Der Arzt wollte nicht zum Punkt kommen, das war offensichtlich: War es nicht ein Zufall, dass wir alle aus Ascoli Piceno kämen, auch er selbst? Führte uns das Leben nicht oft über unerwartete Wege zusammen? Gab es den alten Rektor am Gymnasium noch? Und in Latein, wen hatten Sie da? Tatsächlich? Ich auch!

»Herr Doktor, was wollten Sie uns sagen?«, unterbrach ich ihn schließlich.

Er nahm meine rechte Hand und sagte mir seinen Namen, während er mir den Puls fühlte. Dann atmete er tief ein und eröffnete uns schließlich die Wahrheit: »Ihr Sohn hatte einen Schlaganfall.«

Wir zeigten nicht den Funken einer Reaktion.

Er brummte Worte, deren Inhalt wir nicht verstanden. Wir waren wie versteinert und warteten mit angehaltenem Atem auf etwas Entzifferbares, an dem wir uns festklammern konnten. Es war ein langer Vortrag mit wenigen Pausen, wie von einem fleißigen, aber wenig selbstbewussten Studenten, der seinen Text auswendig gelernt hat und ihn nun mit in die Leere gerichtetem Blick vor sich hinsagt, voller Angst, den Faden zu verlieren, sobald ihm irgendein Signal seiner Zuhörer – Zustimmung, Ablehnung, Neugier oder Erstaunen – in die Quere kommt. Ich erinnere mich lediglich an den Klang seiner Worte, nicht an den Inhalt. An eine gutmütige Stimme mit vertrautem Tonfall. Nicht an einem einzigen Wort konnten wir uns festhalten, um zumindest mitzubekommen, worum es ging. Bis zum Schlusssatz, der uns die Essenz ins Gehirn brannte.

»Es war ein Schlaganfall. Während der Geburt.«

Roberto sah mich mit verlorenem Blick an, bevor er sich vorwagte.

»Herr Doktor, sagen Sie uns doch endlich, was das Problem ist. Was genau passiert hier?«

»Es besteht eine achtzigprozentige Wahrscheinlichkeit, dass Ihr Sohn von einer linksseitigen Hemiplegie betroffen ist. Er könnte also motorische Einschränkungen haben.«

Eine Besonderheit medizinischer Statistiken ist, dass sie sofort auf das hinweisen, was man nicht können wird. Es geschieht praktisch nie, dass die Statistik dir eine Zahl hinwirft, die man positiv interpretieren kann: »Mit diesem Prozentsatz wirst du laufen, spielen und essen, dich waschen und anziehen, Musik und Liebe machen können ...« So läuft das nicht. Die Statistik legt einen Wert fest und stellt augenblicklich klar, was außerhalb deiner Möglichkeiten liegt.

»Motorische Einschränkungen?«, wiederhole ich. Frage ich.

Das ist ein ziemlich großer Bereich.

Aber halt: Erst einmal müssen die Worte, die man nicht versteht, in Zusammenhang gesetzt werden, zum Beispiel »Hemiplegie«. Man versteht sie nicht, weil man nicht glaubt, dass einem Neugeborenen so etwas passieren kann. Ein Schlaganfall ist doch was für alte Leute, oder? Daher ist man nicht sicher, ob hier tatsächlich das gemeint ist, was man denkt. Das Einzige, was man versteht, ist, dass etwas im Kopf des eigenen Kindes passiert ist und dass seine linke Körperhälfte Probleme mit dem Bewegen haben wird. Aber auch nur mit einer achtzigprozentigen Wahrscheinlichkeit. Das heißt: Zu zwanzig Prozent ist er gesund? Und wozu sind dann diese zwanzig Prozent gut?

In diesem Moment spürt man, wie einem die Tränen über die Wangen rollen. Man möchte sie gerne berühren, um zu sehen, ob es mehr auf der rechten oder mehr auf der linken Seite sind.

Von dem, was danach geschah, weiß ich praktisch gar nichts mehr, außer dass Roberto noch eine Frage stellte: »Dann wird er also nicht Auto fahren können?«

In den darauffolgenden Jahren sollte Roberto noch Hunderte Male auf diese Frage zurückkommen, einfach weil er sich über die Absurdität mancher Reaktionen wunderte: »Wer weiß, ob es für Mario in zwanzig Jahren überhaupt noch ein ›motorisches Problem‹ darstellt, nicht Auto fahren zu können. Vielleicht fahren die Autos bis dahin von allein, oder vielleicht gibt es gar keine Autos mehr. Vielleicht können wir schon beamen, dann kann ihm das Autofahren ganz egal sein!«

Robertos pragmatisches Wesen brauchte einfach eine greifbare Information. Wir beide gehören dem Zeitalter des Automobils an, und für Roberto war das Autofahren wahrscheinlich ein Symbol für individuelle Freiheit. Womöglich hat ihn das dazu bewogen, diesen Gedanken auszusprechen.

Zumindest war es Roberto gelungen, eine Frage zu formulieren, mir nicht. Für mich war alles leer.

Der Arzt blickte uns an und holte tief Luft: Also alles noch mal von vorn, muss er gedacht haben. Er erklärte uns erneut, was passiert war, diesmal langsamer und darum bemüht, einfachere Worte zu verwenden. Auch für ihn war das nicht leicht.

»Kurz nachdem er auf die Welt kam, oder vielleicht noch im Mutterleib, hat Mario einen Schlaganfall erlitten. Es handelt sich dabei um einen verringerten Blutfluss im Gehirn, der einen Sauerstoffmangel zur Folge hat. Können Sie mir folgen? Um sich gegen diesen Mangel zu verteidigen, hat ein großer Teil des Hirnareals reagiert, indem er sich abschaltete.«

Hier hielt der Arzt inne, um uns zu beobachten. Bei Roberto hat er möglicherweise eine Reaktion gesehen, ich hingegen erinnere mich nicht einmal daran, geatmet zu haben.

»Leider handelt es sich dabei um ein relativ großes Areal«, sprach er weiter. »Bei Säuglingen kann das vorkommen, es ist gar nicht so selten. Zwei bis drei von tausend Kindern sind betroffen. Der Schaden entsteht durch die mangelnde Blut versorgung des Gehirns.«

Der Schlaganfall hatte einen Teil von Marios Gehirn abgeschaltet. Die Worte des Doktors fuhren mein eigenes Gehirn vollständig herunter. Sein guter Wille und die Geduld, mit der er uns alles erklärte, waren nicht genug. Aber das

Leben selbst zeigte sich in dieser Situation wieder einmal in all seiner Merkwürdigkeit. Denn während der Arzt uns noch diesen Schlag versetzte, lieferte er uns den Schutzschild gleich mit.

Die Begegnung mit diesem Arzt war unser »Glück«. Dank ihm konnten wir an einer Studie zur Früherkennung von Schlaganfällen teilnehmen. Es war seine Studie, die vorsah, dass Neugeborene mit Atemproblemen gleich, nachdem diese behandelt worden waren, auf der Intensivstation eine Ultraschalluntersuchung des Gehirns bekamen. Und das genügte, um den Feind zu entlarven. Es lebe der Zufall …

So kam es, dass wir bereits zehn Tage nach Marios Geburt über den Schlaganfall Bescheid wussten, und das gab uns die Möglichkeit, einen völlig anderen Weg einzuschlagen, als wenn wir es erst Wochen oder Monate später entdeckt hätten.

Als wir gemeinsam das Krankenhaus verließen, hielt ich Mario im Arm, fest an mich gedrückt, so wie ich es mir für unsere gemeinsame Flucht vorgestellt hatte. Mit dem einzigen Unterschied, dass ich in meiner Vorstellung nicht geweint hatte, während ich jetzt gar nicht mehr damit aufhören konnte.

Die anderen Mütter, vor denen wir wie auf einem Laufsteg dahingingen, starrten mich an wie in diesen russischen Romanen, mit furchtsamen, ängstlichen oder mitleidigen Blicken. Und wer weiß, wie mein Blick auf sie wirkte, als sie dort an den keimfreien Türpfosten des Krankenhauses lehnten. Ich empfand ihnen gegenüber ein Gefühl, das ich heute identifizieren kann und auf das ich nicht stolz bin: Neid.

Manche, ganz wenige Dinge verliefen so, wie wir sie uns ausgemalt hatten. Die gemeinsame Autofahrt, die Ankunft zu Hause, wo wir ganz leise die Tür öffneten, um ihn nicht aufzuwecken, die Begegnung mit Gina, die große Augen machte. Die routinemäßigen Abläufe: stillen, Bäuerchen machen, ihn zur Sicherheit beim Schlafen auf die Seite drehen, mit Roberto darüber diskutieren, wie warm wir ihn zudecken sollten – »Aber so ist ihm doch viel zu warm!« gegen »Siehst du denn nicht, dass er vor Kälte zittert?«, Windeln wechseln und die Windeln zerreißen, bei denen es uns nicht gelungen war, sie zuzukleben. Ihm zusehen, wenn er auf unseren Bäuchen eingeschlafen war, in klar definierten Schichtdiensten.

Mit anderen Dingen, die geschahen, hatten wir allerdings nicht gerechnet. Wir mussten warten. Und immer weiter warten. Wir konnten nicht wissen, welche Probleme Mario haben würde. Es war noch zu früh dafür.

Wir sagten es nicht, aber am Anfang waren wir sicher, dass er irgendwie gesund werden würde. Wir hatten schon verstanden, dass das nicht möglich war, weil einmal abgestorbene Zellen nicht mehr nachwachsen, sich nicht regenerieren. Der vom Schlaganfall betroffene Teil des Gehirns ist zerstört und wird es für immer bleiben. Nur wollten wir das eben nicht wahrhaben.

Zwanzig Tage später feierten wir den errechneten Geburtstermin von Mario mit einem MRT, einer Untersuchung, die die Diagnose unseres Sohnes bestätigen sollte. Oder besser gesagt: klarstellen, was in seinem Gehirn geschehen war.

Der Arzt überreichte uns die CD mit den Bildern von seinem Kopf. Die rechte Hemisphäre zeigte einen großen dunklen Fleck, der aussah wie eine Verbrennung. Der Arzt erklärte uns, dass dieser Bereich die motorischen Fähigkeiten steuerte und dass Mario bei einer vierzigprozentigen Zerstörung der rechten Hemisphäre wahrscheinlich weder das linke Bein noch den linken Arm würde bewegen können.

»Können wir es ihm beibringen?«, fragte Roberto.

Der Doktor sah uns mit seinen gutmütigen Augen an. Er seufzte, als müsste er sich auf ein schwieriges Gespräch einstellen, lockerte seine Krawatte und strich sie ordentlich auf seinem Bauch zurecht.

»Die Tatsache, dass Mario diese Körperteile nicht bewegt, ist nicht die Ursache, sondern eine Folge. Das Problem liegt nicht darin, dass er den linken Arm nicht bewegen *kann*. Mario versteht nicht, dass es ihn überhaupt *gibt*.« Während der Doktor so mit uns sprach, streckte Roberto beide Arme vor sich aus und starrte sie an. Da erhob sich der Arzt, nahm Robertos linke Hand und versteckte sie hinter seinem Rücken.

»Es ist, als würde ich Sie bitten, mir Ihre dritte Hand zu reichen. Haben Sie etwa eine dritte Hand, Roberto? Und so wird es Mario ergehen, wenn Sie ihn nach seiner linken Hand fragen. Es geht nicht darum, dass der Befehl nicht ankommt, das Problem liegt eine Stufe darüber: Er kann schon mit der Frage nichts anfangen.«

Wie auch immer: Es war noch viel zu früh, überhaupt daran zu denken, Mario nach seinem »dritten« Arm zu fragen. Wir konnten nur abwarten. Ihn im Arm halten. Und uns informieren.

5
Warten und lernen

Wenn man auf der Internetseite des italienischen Gesundheitsministeriums den Suchbegriff »Schlaganfall« eingibt, steht dort Folgendes zu lesen:

Ein Schlaganfall ereignet sich, wenn ein Blutgerinnsel eine Gehirnarterie blockiert, beziehungsweise wenn eine Gehirnarterie beschädigt wird und reißt, wodurch die Versorgung des Gehirns mit sauerstoffgesättigtem Blut unterbrochen wird.

Der lateinische Begriff Ictus (von Ictus apoplecticus*) bedeutet »Schlag« (engl. stroke). Tatsächlich schlägt er ganz plötzlich zu: Eine völlig gesunde Person kann plötzlich die typischen Symptome aufweisen, die vorübergehend sein können, gleich bleiben oder sich in den Stunden nach dem Schlaganfall verschlechtern.*

Wo soll man noch suchen, wenn man schon alles durchforstet hat? Wenn man kurz davorsteht, alle Medizinlexika und Gesundheitsbeilagen, die sich über die Jahre im Regal angesammelt haben, zum Fenster hinauszuwerfen? Natürlich im Internet. Als Erstgebärende hat man bereits vor der Geburt ganze Tage im Netz verbracht und sich auf Wikipedia, auf der Website der Gesundheitsbehörden, in Babyshops und Elternforen informiert. Und da soll man jetzt nicht nachsehen, was ein Schlaganfall genau ist? So haben wir also gelernt, dass ein *Stroke* vergleichbar ist mit einem Herzinfarkt, nur im Gehirn.

Damit das Gehirn funktioniert, muss das Blut frei zu- und abfließen können, aber wenn der Blutfluss unterbrochen wird, verliert das Gehirn seine einzige Energiequelle und schützt sich, indem es den betroffenen Bereich abschaltet. Eine Sekunde reicht bei einem Schlaganfall bereits aus, um Millionen von Gehirnzellen absterben zu lassen und irreversible Schäden an unserer »Schaltzentrale« hervorzurufen.

In Italien ist der Schlaganfall die dritthäufigste Todesursache, nach Herz-Kreislauf-Erkrankungen und Tumorerkrankungen. Er ist für zehn bis zwölf Prozent der jährlichen Todesfälle verantwortlich und der Hauptverursacher von Invalidität. Jedes Jahr ereignen sich allein in Italien 196.000 Schlaganfälle, in zwanzig Prozent der Fälle ist es nicht das erste Mal. Zehn Prozent der Patienten sterben innerhalb des ersten Monats, weitere zehn Prozent innerhalb des ersten Jahres. Lediglich fünfundzwanzig Prozent der Überlebenden werden vollständig geheilt, der Rest lebt mit irgendeiner Form von Behinderung. Die Hälfte dieser Menschen trägt eine so schwere Behinderung davon, dass sie sich nicht mehr selbst versorgen können.*

---

* *Anm. d. Red.:* Zum Vergleich: In Deutschland gehört der Schlaganfall zu den häufigsten Erkrankungen und ist auch die dritthäufigste Todesursache: 2006 stellte das Statistische Bundesamt 65.133 Todesfälle fest (…) Darüber hinaus ist der Schlaganfall die häufigste Ursache für mittlere und schwere Behinderung. (…) 51 % aller Schlaganfälle betreffen die Altersgruppe der über 75-Jährigen. Mit zunehmendem Alter steigt das Schlaganfallrisiko überproportional (nach: Wikipedia, Stand: 9.2.2017).

Verstehe, aber die Kinder? Was wissen wir über die Kinder?

Schlaganfälle treten am häufigsten in der Altersgruppe über fünfundfünfzig Jahre auf, danach verdoppelt sich ihre Häufigkeit mit jedem Jahrzehnt. Drei Viertel aller Schlaganfälle treffen Personen über fünfundsechzig Jahre. Bei Personen zwischen fünfundsechzig und vierundachtzig Jahren liegt die Wahrscheinlichkeit, einen Schlaganfall zu erleiden, bei 6,5 Prozent (7,4 Prozent bei Männern, 5,9 Prozent bei Frauen).

Schön und gut, aber was ist mit den Kindern?

Laut Definition gibt es drei Arten von Schlaganfällen:

- ischämischer Schlaganfall: verursacht durch eine Minderdurchblutung der Gehirnarterien …
- hämorrhagischer Schlaganfall: tritt bei Beschädigung einer Gehirnarterie auf …
- transitorische ischämische Attacke oder TIA: unterscheidet sich von einem ischämischen Schlaganfall durch das kürzere Andauern von Symptomen …

Verstanden, aber ich wollte doch wissen, was mit den Kindern ist!

Und ich finde nichts. Also stürze ich mich neuerlich in Google. Die Funktion »Auf gut Glück« lasse ich links liegen. Suchbegriff eingeben. Enter.

Schweizer Herzstiftung. Also, wenn die Schweizer es nicht wissen … Da lese ich, dass ein Schlaganfall bei Kindern ein seltenes, aber einschneidendes Ereignis ist, von dem in etwa gleich viele Kinder betroffen sind wie von einem Gehirntumor. Darüber hinaus ist auf der Seite der Herzstiftung zu lesen, dass durch Gefäßdeformationen bedingte Hirnblutungen in etwa gleich oft vorkommen wie »ischämische« Hirnschläge, die aufgrund eines Gerinnsels auftreten, das eine Hirnarterie verstopft.

Jungen scheinen doppelt so oft von ischämischen Hirnschlägen betroffen zu sein wie Mädchen. Ein Hirnschlag kann sich in jedem Alter ereignen, doch bei ischämischen Formen ist eine Häufung im Vorschulalter zu beobachten, während die Häufigkeit hämorrhagischer Hirnschläge mit dem Alter zunimmt.

Bei der Hälfte der Kinder wurde als Ursache eine Veränderung der Blutgefäße festgestellt, meist hervorgerufen durch Infektionen und andere Entzündungen der Gefäße. Es gibt aber noch weitere Faktoren: angeborene Herzfehler oder Herzrhythmusstörungen, schwere Erkrankungen der Nieren, Tumorerkrankungen oder angeborene Stoffwechselprobleme. Alles und nichts.

Wenn ich früher an die schrecklichen Dinge dachte, die Menschen widerfahren, stellte ich mir das Unglück wie einen schweren schwarzen Mantel vor, der sich über die Menschen stülpt und nicht wieder ablegen lässt. Ich sah vor mir, wie sie langsam dahingingen, beschwert von diesem Mantel aus schwarzem Wollstoff ohne Taschen, der hinunter bis zum Boden reichte.

Ich habe eine Weile gebraucht, um zu verstehen, dass das Unglück viele verschiedene Abstufungen hat und dass der Mantel, der am 23. Januar 2011 auf unsere Schultern gelegt wurde, nicht bis zum Boden reichte. Wenn ich nicht in diesem Krankenhaus entbunden hätte, wenn ich vielleicht ein paar Wochen später entbunden hätte, wäre Mario niemals in das Pilotprojekt unseres Arztes zur Früherkennung von Schlaganfällen bei Kindern aufgenommen worden.

Das Projekt beinhaltete eine Ultraschalluntersuchung für

alle in die Kategorie *late preterm* fallenden Kinder, also jene, die zu früh, aber nicht extrem früh geboren wurden. Unter zweitausend Kinderköpfen, die untersucht wurden, stellten sich zwei als »schadhaft« heraus: der Kopf von Mario und der eines zweiten Jungen.

Verstehen Sie, was das heißt? Es ist, als hätte man zweitausend Ventile, die eben vom Fließband gelaufen sind. Oder zweitausend Kardangelenke, die kalibriert, eingebaut, geschmiert und von den verlässlichsten Geräten geprüft wurden. Nagelneu, beste Qualität. Oder zweitausend Äpfel, die in den Tälern des Trentino frisch vom Baum geerntet wurden. Da denkt man: Die müssen hervorragend sein. Immerhin weiß die Natur in dieser Region genau, was sie tut. Doch eines Tages kommt es dir in den Sinn, einen Inspektor aus einem anderen Land kommen zu lassen. Wer weiß, vielleicht findet er irgendeine Anomalie, einen Fehler oder eine Verbesserungsmöglichkeit. Und der Inspektor drückt fleißig auf Tasten, öffnet Computerprogramme, scrollt durch Drop-down-Menüs, stellt ein, klickt, sendet. Und wenige Minuten später: Tada! Da haben wir schon zwei Stück, die aus der Reihe tanzen. Da denkt man sich: Okay, dann korrigieren wir sie eben. Und dann überlegen wir, was man in der Produktionsphase besser machen kann, um das Risiko zukünftig zu verringern.

Aber für die Statistik sind zwei Neugeborene auf zweitausend nicht genug. Rechnen sich nicht. Aus diesem Grund wurde das Projekt, kurz nachdem Marios »schadhaftes« Gehirn festgestellt wurde, eingestellt. In Italien kann man die Krankenhäuser, die noch ein ähnliches Projekt verfolgen, an einer Hand abzählen.

Man kann also sagen, dass wir Glück hatten. Wenn wir es nicht sofort bemerkt hätten, was wäre dann geschehen? Ich musste jeden Abend daran denken, während ich Mario dabei zusah, wie er sich in seine Wiege kuschelte und mit dem linken Arm unter dem Kopf schlief. Und dann fragte ich mich, wie es möglich sein konnte, dass er nicht wusste, dass es ihn gab, diesen Arm.

Wie besessen beobachtete ich jede seiner natürlichen Bewegungen. Welchen Finger nahm er in den Mund, wenn ihm der Schnuller herausfiel? Welchen Arm streckte er öfter in die Luft? Welche Seite kam mir kräftiger vor, wenn ich ihn badete? Folgte er mir immer auf die gleiche Art mit dem Blick, egal, ob ich mich auf der einen oder auf der anderen Seite bewegte? Und was war mit den Geräuschen? Wurde er eher aufmerksam, wenn sie von rechts oder von links kamen? Stundenlang fuhr ich ihm mit Rasseln, Glöckchen und anderem Krimskrams vor dem Gesicht herum und verweilte damit eine halbe Ewigkeit auf beiden Seiten, in der ehrlich gesagt nie ganz aufgegebenen Hoffnung, dass er sie wahrnehmen oder vielleicht sogar ansehen, anfassen und darauf zeigen würde. Auf beide, einmal hier, einmal da …

Nein, kein Anzeichen dafür.

Aber wie sollte ein wenige Wochen alter Säugling auch offensichtliche Anzeichen für eine Hemiplegie zeigen können?

Was erwartete ich denn? Dass er zu mir kommt und sagt: »Mama, ich muss dir etwas sagen. Aber setz dich lieber erst mal hin. Also, vor einiger Zeit, ich weiß nicht, ob vor zwei Tagen oder zwei Monaten, ist in meinem Gehirn dies oder jenes geschehen … Da haben sich die Zellen auf diese oder jene Weise geschützt … Das hat dazu geführt, dass ich es nicht bemerke, wenn mir auf dieser Seite etwas hinunterfällt. Es ist nicht, weil ich zu faul bin, es aufzuheben, sondern weil ich nicht einmal weiß, was ›auf dieser Seite‹ bedeutet.«

Nein, klare Signale gab es keine.

Also stimmte es vielleicht gar nicht? Denn wie wäre es

sonst möglich, dass Mario sich beim Schlafen auf einen Arm bettete, der für ihn gar nicht existierte? Wie konnte etwas »schadhaft« sein, wenn es gar nicht danach aussah?

Als wir mit unseren Nachforschungen begannen, stellten wir fest, dass die meisten Eltern von Kindern, die einen perinatalen Schlaganfall erlitten haben, bis zum Alter von einem Jahr oder sogar länger überhaupt nichts bemerken.

Säuglinge sind kleine, perfekte Puppen, ohne Autonomie. Sie leben in den Armen ihrer Mütter oder Väter, daher ist es schwer zu sagen, ob der linke Arm mit Absicht oder nur zufällig hierhin oder dorthin fällt. Wenn einem Kind ein Daumen fehlt, dann bemerken es alle, aber wenn es nicht weiß, dass es einen hat, fällt das niemandem auf.

Dann, mit neun Monaten, wenn das Kind sich nur wenig bewegt und eine Hand nicht gebraucht, kommt langsam der Verdacht auf, dass etwas nicht stimmt. Also geht man zum Kinderarzt, der einem dann die übliche Geschichte von der Bevorzugung der einen Hand auftischt und sich erkundigt, ob es in der Familie denn Linkshänder gäbe. So vergeht der erste Geburtstag. Danach gesteht auch der Kinderarzt ein, dass da etwas nicht stimmt. Lieber auf Nummer sicher gehen. Und so wird die erste Ultraschalluntersuchung des Gehirns durchgeführt, und alles klärt sich auf, aber zu spät.

Das Gehirn ist in eine linke und in eine rechte Hälfte (Hemisphäre) unterteilt. Dazwischen befindet sich ein Balken aus Nervenfasern namens »Corpus callosum«. Jede Hemisphäre steuert die Bewegungen und Empfindungen der gegenüberliegenden Körperseite. Die funktionalen Unterschiede der beiden Hälften bestimmen auch die Spezialisierung der kognitiven Funktionen. Im Allgemeinen steuert die linke Hemisphäre die rationalen Funktionen (wie Rechnen, Planung, sprachliche Formulierungen), während die rechte Seite alle

Befehle kontrolliert, die eine »räumlich-visuelle« Verarbeitung erfordern.

Das wissen wir spätestens seit dem Gymnasium. Und aus den Dutzenden Fortbildungskursen, die einmal im Jahr bei der Arbeit stattfanden und bei denen wir etwas über die Arbeitsweise der beiden Hirnhälften erfuhren. Dort gingen die Vortragenden sogar so weit, von einem »Ingenieurshirn« (linksbetont) und einem »Dichterhirn« (rechtsbetont) zu sprechen und daraus abzuleiten, dass man für jede Aktivität das »richtige Hirn« einsetzen müsse.

Was wir allerdings nicht wussten, war, dass es im Leben eines Menschen eine Zeit gibt, in der dieses unumstößliche Gesetz der getrennten Hirnhälften gar nicht so unumstößlich ist, nämlich die ersten neun bis zehn Lebensmonate.

Zum Zeitpunkt der Geburt sind beide Hemisphären mit beiden Körperseiten verbunden und können sie steuern. Die Natur setzt sie später zueinander in Konkurrenz und sorgt dafür, dass die rechte Hälfte über die linke die Oberhand gewinnt oder eben umgekehrt. Und dieser Vorgang passiert, wie gesagt, in den ersten neun bis zehn Monaten eines Menschenlebens.

Aus diesem Grund ist es so entscheidend, dass Eltern einen Schlaganfall so früh wie möglich bemerken. Die Tatsache, dass wir bereits zehn Tage nach Marios Geburt Bescheid wussten, gab uns die Möglichkeit, ihm bei seinem täglichen Kampf zur Seite zu stehen. Und er konnte diesen Kampf ohne Verzögerung beginnen.

Am Montag, nachdem wir Mario aus dem Krankenhaus geholt hatten, begaben wir uns in ein Ayurvedazentrum zur Ölmassage für Babys. Eine Freundin hatte uns davon erzählt: Die Therapeutin massierte eine Puppe, und ich machte ihre Bewegungen mit Mario nach.

In den ersten Lebensmonaten entwickeln sich die taktilen Sensoren eines Menschen explosionsartig. Er beginnt, den eigenen Körper zu entdecken. Der Arzt hatte uns erklärt, dass Mario nicht nur seine linke Körperhälfte nicht wahrnahm, sondern dass wahrscheinlich auch die gesamte Welt, die sich links von ihm abspielte, für ihn nicht existierte. Er erzählte uns von Kindern, die immer nur eine Seite des Tellers leer aßen. Aber was sollten sie auch anderes tun, wenn eine Hälfte der Welt für sie nur Finsternis war? Daraufhin begannen wir, Mario ins linke Ohr zu sprechen, ihn auf dem linken Arm zu halten, sogar die Spielsachen legten wir ihm auf die linke Seite seines Bettchens. Wir wollten alles tun, um ihm zu zeigen, dass es auch dort eine Welt gab, wo er sie nicht wahrnehmen konnte.

Während dieser Zeit durchforsteten wir weiter das Internet. Wir lasen alles, was es gab. Wir wollten es verstehen. Wir dachten, je mehr wir wüssten, desto eher könnten wir mit dem Problem umgehen. Oder vielleicht würde es uns helfen, uns weniger schuldig zu fühlen.

Wir kauften alle Bücher, die uns sinnvoll erschienen. Ich erinnerte mich sogar an *Lorenzos Öl*, einen Film mit Susan Sarandon und Nick Nolte. Sie spielt darin die Mutter eines fünfjährigen Jungen, der an einer unheilbaren neurodegenerativen Krankheit, der Adrenoleukodystrophie, leidet. Die Eltern wollten das Urteil der Ärzte, dass er nur noch zwei Jahre zu leben hätte, nicht akzeptieren und begannen, sich mit der sehr seltenen Krankheit auseinanderzusetzen. Am Ende waren sie Experten auf dem Gebiet und ließen schließlich ein Heilmittel patentieren, das sich »Lorenzos Öl« nannte, eine Mischung aus Raps- und Olivenöl, die das Voranschreiten der Krankheit verhindern konnte. Die Tatsache, dass es sich dabei um eine wahre Geschichte handelte und Lorenzo, entgegen allen ärztlichen Voraussagen, dreißig

Jahre alt wurde, bevor er an einer Lungenentzündung starb, machte mich sprachlos. Selbst solche Geschichten, deren Ende bereits geschrieben scheint, haben offenbar ein Körnchen Ungewissheit, eine Stelle, an der man ansetzen kann und für die es sich lohnt zu kämpfen. Und wir hatten die Absicht, genau das auch zu tun.

Ich klickte mich durch alle Websites, auf denen Marios Problem auch nur ansatzweise gestreift wurde. Ich lud mir Studien herunter und las wissenschaftliche Abhandlungen. Ich sagte mir immer wieder, dass ich alles studieren musste. Darin war ich gut. Irgendwann gelangte ich sogar zu einer Diagnose, die ich unserem Arzt schickte: blutstillende Mittel während der Schwangerschaft. Als könnte das Wissen um das Warum die Dinge ändern.

Das Netz hat uns zwar weitergeholfen, vieles blieb jedoch immer noch sehr vage: Wie viele Kinder gibt es, die das gleiche Problem haben? Was sind die Ursachen? Welche Therapien gibt es? Malazie, Zerebralparese, paroxysmal, Apoplex, übermäßiger Salzkonsum … alles Suchbegriffe, die miteinander in Verbindung standen und doch nirgendwohin führten. Und noch eines konnte das Internet nicht bieten: die Möglichkeit, mit jemandem zu sprechen. Sichtbar machen, wozu ein erwachsener Mensch mit Hemiplegie in der Lage war. Ich wollte sehen, was für ein Leben mein Sohn in den kommenden Jahren führen würde. Meine Hoffnung war, irgendwo auf der Welt jemanden im Alter von zwanzig oder dreißig Jahren ausfindig zu machen, der mir seine Geschichte erzählen würde: »*Ich heiße Jack. Als ich geboren wurde, sagten die Ärzte … Doch dann nahm die Geschichte einen anderen Verlauf …*« Aber dieser Jack existierte nur in meiner Fantasie.

Eines Tages entdeckte Roberto das Video einer jungen

Frau, die einen Schlaganfall erlitten hatte und trotzdem Auto fahren konnte. Ihr rechter Arm war steif, sie humpelte ein wenig, doch mit einer Fahrhilfe konnte sie das Auto tatsächlich selbst steuern. Ab und zu sahen wir uns den dreiminütigen Film in Niedrigauflösung wieder an. Er war zwar ein wenig theatralisch, aber er steckte voller Hoffnung. Er war das Einzige, woran wir uns klammern konnten.

In der Zwischenzeit setzten wir unsere Internetrecherchen unter dem Suchbegriff »Therapie Schlaganfall Neugeborene« fort. Es hätte ja sein können, dass in den vergangenen Tagen irgendein Neurologe aus Indien oder China, wo man mit der Forschung am weitesten ist, bei einem Kongress irgendwo auf der Welt eine Studie vorgestellt hatte, über die jetzt schon ein Paper oder zumindest ein Abstract im Netz zu finden war. Irgendein Anhaltspunkt.

Aber wir haben nie etwas Derartiges gefunden. Es gab nichts. Nachdem Schlaganfälle hauptsächlich ältere Menschen betreffen, machte es zumindest im Netz den Eindruck, als hätte die Medizin keine andere Idee, als die Therapien, die für Siebzigjährige geschaffen wurden, auf Kinder umzumünzen.

Seit dem Augenblick, als uns klar wurde, dass wir großes Glück gehabt hatten und jede Minute dieser neun Monate ausnutzen mussten, war das Internet für uns eine Art Leuchtturm geworden. In einem der vielen Foren hatte ich einen Kurs für Babymassage gefunden. Unter Müttern wurde oft darüber gesprochen, aber niemals über die Wirkung und die beste Anwendung, sondern es hieß nur: Hast du noch was von dem Mandelöl übrig, das du dir gegen die Schwangerschaftsstreifen auf den Bauch geschmiert hast? Dann kannst du es genauso gut bei deinem Baby benutzen. So kam es, dass ich eine Woche später in einem Klassenzimmer saß und mich zur zertifizierten AIMI-Trainerin *(Associazione Italiana Massaggio Infantile)* für Kindermassage ausbilden ließ.

Unser Arzt bestätigte das, was wir durch unsere Recherchen im Internet bereits vermutet hatten: Es gab keine maßgeschneiderte Therapie speziell für Kinder, die einen perinatalen Schlaganfall erlitten hatten. Die Krankheit tritt nicht häufig genug auf, es gab kein Medikament, das man verabreichen konnte, und er sagte, es sei auch schwierig, diese Kinder zu »kategorisieren«: Waren sie gelähmt, spastisch oder hatten sie einfach nur bei der Geburt Pech gehabt?

Die Maßnahme, zu der – vor allem in englischsprachigen Ländern – am häufigsten geraten wurde, war die *Constraint therapy* (übersetzt: Zwangstherapie). Im Großen und Ganzen besagte sie Folgendes: Die von dem Schlaganfall betroffenen und beeinträchtigten Gliedmaßen einfach abzuschreiben ist kontraproduktiv. Üblicherweise tendieren die betroffenen Menschen dazu, die gesunde Seite überzubeanspruchen und die gelähmte Seite immer weniger zu nutzen. Auf diese Art verebbt jedoch endgültig jede verbleibende Vitalität. Zahlreiche Studien zeigen, dass man eine Verbesserung erreichen kann, indem man mit einem speziellen Verband die gesunde Seite mit ihren Gliedmaßen ruhigstellt und so erzwingt, dass die beeinträchtigten Gliedmaßen verwendet werden. Die *Constraint therapy* geht davon aus, dass unser Körper sich im Rahmen der Evolution den Anforderungen angepasst hat und dass dieses Konzept auch bei Krankheiten gültig sein müsse.

Ich erinnerte mich an viele Kinder, auch in unserem Freundeskreis, deren Brillengläser auf einer Seite zugeklebt waren. »So muss sich auch das faule Auge ein wenig anstrengen«, sagten die Mütter.

Mit der *Constraint therapy* verfolgte man wohl ein ähnliches Ziel, aber schon auf den ersten Blick gefiel uns das Konzept ganz und gar nicht. Also suchten wir im Netz nach mehr Informationen. Die Erfahrungsberichte und die einschlägige Literatur stammten größtenteils aus den USA und waren nicht besonders aktuell.

Dann ein Hoffnungsschimmer, der Hinweis auf ein Krankenhaus in Mailand. Der Titel des Beitrages lautete vielversprechend: »Die *Constraint therapy.* Eine beachtenswerte Behandlungsmethode für Kinder mit Hemiplegie«. Wenn es nur wahr wäre!

Die Bewegungsstörungen von Kindern mit Zerebralparese treten sehr viel häufiger und in komplexerer Form an den oberen Gliedmaßen auf als an den unteren. Arme und Hände sind also häufiger betroffen als Beine und Füße. Dort werden auch häufiger Tonusverlust, also schwache Muskelspannung, und Muskelschwäche festgestellt, oft in Verbindung mit spastischen Lähmungen. Die ohnehin schon eingeschränkte Funktion der Glieder wirkt sich natürlich auf das tägliche Leben aus, denn ein halbseitig gelähmtes Kind wird immer lieber die gesunden Gliedmaßen nutzen und die kranken noch mehr schonen. Orthopädisch ist gegen dieses Problem nicht viel zu machen.

Bei der *Constraint induced movement therapy* (CIMT) werden die gesunden Gliedmaßen fixiert, und zwar mit einem Gips oder Verband, sodass der Einsatz des gelähmten Körperteils angeregt wird. Dabei gibt es unterschiedliche Behandlungsansätze:

- Die *Constraint induced movement therapy* (CIMT) sieht eine Fixierung des gesunden Körperteils für mindestens zwei aufeinanderfolgende Wochen und eine intensive Rehabilitationstherapie (mindestens drei Stunden täglich) vor.

- Die *Forced-use therapy* (FUT) sieht vor, dass der gesunde Körperteil mithilfe eines Kunststoffgipses für zwanzig Tage fixiert wird, und zwar ohne Begleittherapie.

Um Himmels willen!

Beim Großteil der in der Fachliteratur zitierten Studien zur Behandlung von Patienten mit Zerebralparese wurden die gesunden Gliedmaßen nur während der Therapiesitzungen fixiert. Nur wenige Arbeiten beschäftigen sich jedoch mit der *Forced-use therapy.* Wie bereits beschrieben, handelt es sich dabei um eine Fixierung des gesunden Armes oder Beines, jedoch ohne Begleittherapie. Aber vor allem bleibt die Fixierung über den gesamten Behandlungszeitraum hinweg erhalten, im Gegensatz zu den anderen Methoden, die den Verband nur während der Therapie anwenden.

Sollte Mario wirklich zwanzig seiner allerersten Tage auf dieser Welt damit verbringen, dass der einzige Arm, den er bewegen konnte, in einem Gips eingesperrt war?

Mit dieser Behandlung soll die Verwendung des beeinträchtigten Körperteils für die Ausführung von Routinetätigkeiten erzwungen werden, da der gesunde Körperteil nicht zur Verfügung steht. Damit soll der kranke Körperteil trainiert und öfter eingesetzt werden. Die gesunden Gliedmaßen werden einundzwanzig Tage lang durchgehend fixiert. Zu diesem Zweck kommt ein leichter, aber fester Verband zum Einsatz, der vom Ellbogen bis zu den Fingerspitzen reicht. Die Patienten setzen ihre üblichen Reha-Sitzungen fort, ohne zusätzliche Therapien.

Verbände, Gips, Fixierung.

»Das würde ja bedeuten, wir müssten einen Großteil unseres Sohnes eingipsen lassen?«, kommentierte Roberto polemisch, als wir mit dem Reha-Arzt weitere Details besprachen.

»Sagen wir es so: Mit dieser Methode hat der Patient keine Wahl. Er kann sich nicht in bequemere Alternativen flüchten. Mario wird sich also anstrengen müssen, die linke Seite seines Körpers zu nutzen«, antwortete der Arzt gelassen.

»Aber das wäre doch, als würde man ihn gefesselt ins Wasser werfen und sagen: ›Schwimm!‹ Und er würde antworten: ›Aber wie denn, ohne Arme!‹ Und wir? Was müssten wir ihm dann antworten? ›Sieh selbst zu, wie du zurechtkommst‹? Das ist doch absurd!«

»Ja, da haben Sie sicher nicht ganz unrecht«, bestätigte der Reha-Arzt.

»Der Arzt auf dieser Website bezieht sich auf halbseitig gelähmte Kinder, die jünger sind als zehn Jahre. Aber Mario ist doch erst wenige Tage alt!«

Von außen betrachtet müssen wir den Eindruck von zwei Rebellen gemacht haben, die sich der Meinung des Klügeren widersetzten. Aber es war einfach noch zu früh für Mario. Vielleicht später.

Wenn es wirklich stimmte, dass während des ersten Lebensjahres die Arbeit am Empfindungsvermögen des Körpers oberste Priorität hatte, wie konnte es dann von Vorteil sein, ausgerechnet die gesunde Seite einzugipsen? Die Seite, die er vollständig spüren konnte und die es ihm erlaubte, eine Umarmung oder einen Kuss von uns wahrzunehmen? Klar, wenn wir es nicht machten, nahmen wir ihm die Chance »seine Performance zu verbessern«, wie all die Spezialisten es nannten, die wir konsultierten. Wir haben wirklich mit vielen gesprochen. Und alle sagten das Gleiche.

»Wir können eingreifen, den Schaden gering halten und bis zu einem gewissen Grad die Performance steigern.« Während wir wie versteinert dasaßen, sprachen sie weiter: »Er wird ganz sicher niemals den Zeigefinger und den Daumen zusammenführen können oder eine Supination ausführen.«

Supination? Das weckte in mir Erinnerungen an die Schule. »Supinare« war eines der Verben, die wir in Latein auswendig lernen mussten. Oder dachte ich dabei an das Bodenturnen im Sportunterricht? »Prono« bedeutete dabei Bauch zum Boden und »Supino« Rücken zum Boden. Ein wenig wie die Abszissen, die auf dem Boden herumlümmelten, während die Ordinaten schön senkrecht standen.

Erst später habe ich gelernt, dass man in der Medizin die Auswärtsdrehung des Unterarms als »Supination« bezeichnet: Handfläche nach oben, Daumen nach außen. Der *Musculus supinator* ist im Unterarm vor allem für diese Auswärtsdrehung verantwortlich.

Die Supination. Bei diesem Wort musste ich auch an ein Spiel denken, das ich als Kind gern gespielt hatte. Die linke Hand wird mit der Handfläche nach unten auf den Tisch gelegt, dann schlägt man mit der rechten Hand auf den Handrücken der linken, diese dreht sich um 180 Grad, sodass die Handfläche nach oben zeigt, und dann sofort wieder zurück, und schließlich schlägt die rechte Hand wieder auf den linken Handrücken. Das Geräusch, das dabei entsteht, klingt so: *ta-rat-tat-tá*. Für dieses Spiel braucht man eine gute Koordination, danach kann man auch lustige Varianten spielen: Die rechte Hand schlägt auf den Rücken der linken, dann auf den Tisch, dann an eine andere Stelle des Tisches und wieder auf die linke Hand. Los geht's: *ta-rat-tat-tà, ta-rat-tat-tà, ta-rat-tat-tàrat-ta-rat-tat-tà*. Der Effekt ist grandios. Eine Übung für Schlagzeuger.

»Mario wird diese Bewegung nie ausführen können«, sagte der Arzt unerbittlich. »Das zerstörte Hirnareal steuert unter anderem auch diese spezielle Bewegung.«

Das ist doch nur eine Kleinigkeit, sagte ich mir. Ist es nicht gleichgültig, ob er diese Bewegung machen kann oder nicht? Man kann doch auch gut leben, ohne Schlagzeug zu spielen.

Und was den Daumen und den Zeigefinger betrifft, sollte man nicht auch hier die Kirche im Dorf lassen? Oder muss man etwa andauernd das »Okay«-Zeichen machen? Oder »Ommm«, wie beim Yoga? Universelle Weisheit kann man auch erlangen, ohne den Daumen und den Zeigefinger zu vereinen.

Aber der Reha-Arzt sagte, dass diese spezielle Geste von großer Bedeutung sei, mit ihr unterschieden sich die Primaten von allen anderen Tieren. Man spricht hier von der sogenannten Opponierbarkeit des Daumens, besser bekannt als Pinzettengriff. Dass wir den Daumen so frei bewegen können, ermöglicht es, Dinge zu greifen, zu benutzen und zu drehen. Kurz gesagt, grundlegende Alltagsbewegungen durchzuführen.

Auf einmal sah ich wieder die Poster vor mir, auf denen die Evolution des Menschen dargestellt wurde, mit Lucy, dem Australopithecus, und dem Homo erectus. Und dann eine geordnete Reihe von dunklen, haarigen Primatenhänden, verschiedenen Affen, Makaken, Orang-Utans, Pavianen, die vor meinen Augen pausenlos den Pinzettengriff vollführten.

Wenige Monate später hatten wir endgültig beschlossen, Mario nicht der *Constraint therapy* zu unterziehen. »Vielleicht versuchen wir es, wenn er sechs oder sieben Jahre alt ist«, sagten wir uns.

Vielleicht wäre die Methode ganz nützlich, wenn Mario etwas größer wäre. Für den Moment wollten wir uns damit begnügen, ein wenig an der Verbesserung seiner Leistungsfähigkeit zu arbeiten. Denn wenn in einem Alter von wenigen Monaten die eine Körperseite, die ein Kind kennt und die ihm erlaubt, Signale auszusenden und zu empfangen, in einem Gips steckt, läuft man Gefahr, dass dem Kind, anstatt die unbekannte Hälfte der Welt zu entdecken, die Lust vergeht, auch die gute Seite kennenzulernen und zu nutzen.

Es wäre eine einzige Qual. Und was würde eine Performancesteigerung der linken Hand um fünf Prozent schon nützen?

Mario wurde schon mit dem Schlaganfall geboren, er kannte keine andere Normalität als jene, nur einen halben Körper zur Verfügung zu haben. Es ist etwas anderes, im Alter von fünfzig Jahren eine Hand zu verlieren, als von Anfang an nicht zu wissen, dass man eine hat.

Wir mussten andere Wege gehen.

Wenn das Marios Normalität war, war es sinnlos, dass uns die Ärzte wieder und wieder erklärten, was er alles nicht würde tun können. Das gebetsmühlenartige Wiederholen der statistischen Parameter tat uns nur weh. Mario war mit einer Beeinträchtigung geboren worden, aber es führte zu nichts, uns das immer wieder unter die Nase zu reiben. Stattdessen wollten wir lieber verstehen, was er alles lernen könnte.

Als das MRT-Ergebnis kam, hatten wir bereits den 14. Februar, und Mario war einen Monat alt. Wir öffneten den Umschlag mit dem Befund und fanden darin das Urteil vor, schwarz auf weiß, unwiderruflich. Mario hatte einen PAIS (*perinatal arterial ischemic stroke)* erlitten, einen perinatalen Schlaganfall, und zwar der rechten Gehirnhälfte. Mit einer Wahrscheinlichkeit von 80 Prozent würde die Funktion seiner linken Körperhälfte beeinträchtigt sein.

Ein Schlaganfall also. Der moderne Neurologe von heute benutzt den englischen Terminus *Stroke*. Geschmackssache. Aber die Bezeichnungen von Krankheiten sind ja oft sehr suggestiv und weisen nicht selten auf ihr wahres Wesen hin. Im Fall von *Stroke* ist das Bild überwältigend real: ein

Mensch, der ganz plötzlich stürzt, wie vom Blitz getroffen, von einem Geschoss oder einem anderen Gegenstand, den das Schicksal ihm an den Kopf geschleudert hat und der ihn zu Boden streckt. Er kann nicht mehr sprechen oder wird plötzlich auf einem oder gar beiden Augen blind. Und von einer Sekunde auf die andere ist sein Leben nicht mehr das, was es einmal war.

Aber muss man das mit einem englischen Wort bezeichnen? Alternativ kann man gleich auf das Lateinische zurückgreifen und *ictus* sagen. Oder auf die griechische Wurzel, die *icthus* lautet. Aber war *Icthus* nicht auch das Wort für Fisch? Und war der Fisch nicht auch ein Symbol für Jesus Christus? Bereits im Urchristentum benutzte man Akronyme, so wie es heute in der Geschäftswelt gang und gäbe ist: Icthus, für *Iesus Cristos Theou Uios Soter*, Jesus Christus, Sohn Gottes, Erlöser.

Ich weiß, dass das mit der eigentlichen Sache nichts zu tun hat. Aber die Suggestion erzielt auch hier ihre Wirkung. Viele Krankheiten haben Namen, die an das Meer erinnern, wie zum Beispiel »Krebs«, die Krabbe, die sich mit den Zangen festkneift, oder der Polyp, der wächst, indem er sich wie mit Tentakeln an die Wände bestimmter Organe klammert.

Aber »Ictus«, so wie wir Italiener das Wort im Allgemeinen verstehen, ist lateinisch für »Schlag« oder eben *stroke.* Es kommt von *icio*, »treffen«, »schlagen«, »verletzen«. Der Terminus ist wohl auch verwandt mit *iacio*, »werfen« oder »schleudern«, wie in *alea iacta est*: »Der Würfel ist gefallen«, es gibt nichts mehr, was wir tun könnten.

Und das steht in Wikipedia unter dem Schlagwort »Iktus (Metrik)« zu lesen:

Iktus (von lateinisch ictus, icere, »schlagen«) bezeichnet in der antiken Metrik den Schlag von Fuß, Finger oder Taktstock eines Orchesterleiters, der damit den Takt vorgibt und den poe-

tischen Rhythmus leitet. Von Horaz erreicht uns aus den »Carmina« diesbezüglich folgende Beobachtung: »Lesbium servate pedem meique pollicis ictum« (»Gebt acht auf das sapphische Versmaß und den Taktschlag meines Daumens«).

Schlag, Hand, Fuß, Daumen. Kann es sein, dass Horaz von Mario wusste?

In der Antike entsprach der Iktus (Schlag) also dem Anschlag des Taktstockes oder seiner Entsprechung in Form eines Körperteils, doch ab dem 2. Jahrhundert n. Chr. brachte man ihn mit der Stimme in Verbindung, wo Iktus der Arsis, also der Hebung beziehungsweise Betonung der Stimme, gleichgesetzt wurde.

In der modernen Metrik nimmt man mit der Arsis eine Unterscheidung zwischen metrischem und grammatikalischem Akzent vor. Die beiden stimmen ja nicht notwendigerweise überein.

Ja, ich kann mich gut erinnern. Es war unheimlich anstrengend, im richtigen Versmaß zu lesen: *Tityre, tù patulaé recubàns sub tégmine fàgi Aèneadùm genetrìx, hominùm divòmque volùptas.* Vergil, Lukrez und all die anderen sturen Verfechter des Hexameters.

All diese Gedanken kamen mir natürlich erst später. In den ersten Tagen zu Hause mit Mario hatte ich keine Kapazitäten frei, um über Linguistik nachzudenken. Es sollte noch lange Zeit dauern, bis wir verstanden hatten, dass auch dieses Detail, nämlich die Verbindung zwischen dem Begriff Iktus und der Metrik, dem Rhythmus und der Musik, für Mario eine große Hilfe darstellte.

Noch befanden wir uns inmitten einer großen Stille, mit diesem Zettel in der Hand, auf dem das Wort *Stroke* geschrieben stand.

Jetzt, wo wir mit dem Etikett »perinataler Schlaganfall« versehen waren, schickte ich alle zum Teufel, und Roberto und ich verkrochen uns in einen unbekannten Abschnitt des Tunnels. Wir schämten uns.

So verbrachten wir die ersten sechs Monate nach Marios Geburt auf einem Kreuzweg von einem Experten zum nächsten, und jedem von ihnen mussten wir alles wieder von Neuem erklären. Eine elektronische Krankenakte gab es ja nicht! Also schleppten wir dauernd eine Tasche voller Papierbefunde mit uns herum.

Wir wollten gar nicht mehr wissen, ob Mario seine linke Hand würde bewegen können, sondern in welcher Weise er das Leben würde genießen können. Auch in zehn, zwanzig oder dreißig Jahren.

Als unser Arzt uns von einem spezialisierten Institut in Pisa erzählte, dachten wir zuerst, es handele sich um die x-te Station auf unserem Kreuzweg, nur dass sie diesmal auch noch weiter entfernt war. Von Mailand nach Pisa sind es immerhin 280 Kilometer! Auf der Homepage der Einrichtung wurden Zeichnungen der Kinder gezeigt. Sie waren wunderschön, und ich stellte mir vor, wie auch Mario dort sitzen und zeichnen könnte … Ich würde ihm ein Kissen auf den Stuhl legen, damit er bis zur Tischplatte reichte, aber er würde ohnehin etwas erhöht sitzen und sich mit den Ellbogen auf dem Tisch abstützen und … Nein, das würde nie geschehen. Mario wird sich nicht am Tisch abstützen, weil er keine zwei Arme hat, um sich zu stützen. Womöglich könnte er nicht einmal mit der linken Hand das Blatt fixieren, während er mit der rechten zeichnet.

Immer wieder kehrten wir an den Ausgangspunkt zurück.

Ich schaltete den Computer aus. Um die Organisation der Reise nach Pisa kümmerte sich Roberto.

Unser Aufenthalt in Pisa sollte von Juni bis Mitte August dauern. Unsere Eltern wussten immer noch nicht Bescheid. Niemand wusste etwas. Wir sprachen nicht darüber. Ausgerechnet in dem Augenblick, als wir es am meisten gebraucht hätten, baten wir niemanden um Hilfe. Oder um Trost. Oder um ein Gespräch.

Über einen Facebook-Kontakt fanden wir eine vernünftige Unterkunft in Pisa, abgesehen davon war es der schlimmste Sommerurlaub aller Zeiten.

Wir schämten uns. Allein der Gedanke, dass das Wesen, das wir gemeinsam geschaffen hatten, von der Natur gestraft worden war und dass wir nicht vermocht hatten, es davor zu schützen, war unerträglich. Unser Sohn würde sein Leben lang behindert sein.

Manch einer hätte uns vielleicht bemitleidet, andere hätten sich gefragt, womit wir all das Pech verdient hätten. Wir hatten uns einen Sohn gewünscht, der uns einmal überflügeln würde, und jetzt wussten wir nicht einmal, ob er lesen und schreiben lernen würde. Oder Ball spielen, ein Instrument lernen, reisen oder überhaupt selbstständig sein Leben leben.

Wir wären am liebsten in einem Mauseloch verschwunden. Wenn wir unbedingt darüber sprechen mussten, wollten wir das nur mit Ärzten tun. Und dann auch ausschließlich darüber, wie man Mario heilen könnte.

Ich habe schnell gelernt, dass Neuronen nicht gesund werden, dass Hirntransplantationen nicht möglich sind und dass die Stammzellen noch nicht einsatzbereit sind. Außer, man möchte in eine weitere Stufe der Verzweiflung eintreten und ein Fall für die Klatschpresse werden.

Jedenfalls kann man es anfangs nicht glauben und will sein Kind verstecken, bis es irgendwie gesund geworden ist. Man möchte, dass es ein Geheimnis bleibt, damit niemand dem Kind wehtun kann. Oder vielleicht auch, weil man selbst die Wahrheit nicht ertragen kann.

Um zwei Monate lang der Arbeit fernbleiben zu können, beantragte Roberto Elternzeit. Sie wurde genehmigt. Von außen sah es aus wie eine ganz besonders kreative Idee, eine echte Story, die sogar das Nachrichtenteam des TG2 animierte, bei uns einen Beitrag darüber zu drehen, wie schön es doch sei, als Vater zu Hause zu bleiben, um sein Kind zu verhätscheln.

So ist Mario am Ende sogar im Fernsehen gelandet, und alle gratulierten uns zu diesem schönen Kind, das so munter war und sich vor der Kamera so wohlfühlte. Niemand wusste, dass dort in den Armen seiner Mutter und seines Vaters nur ein halber Mario lag.

In dieser Verfassung kamen wir in dem Institut in Pisa an, in aller Stille. Wir waren nur hingefahren, um einen der Ärzte anzuhören. Er wollte uns etwas sagen, was unsere Sichtweise völlig verändern würde.

6
Ein erster Lichtblick

Der Arzt in Pisa hatte den richtigen Zeitpunkt gewählt, um unserem Fall mit dem, was er uns zu sagen hatte, die entscheidende Wendung zu geben. Aber vielleicht gibt es ja bei jeder Geschichte einen heimlichen allmächtigen Regisseur, der die Fäden so zieht, dass alle wichtigen Ereignisse zum richtigen Zeitpunkt geschehen und die passenden Bedingungen vorfinden, um auf fruchtbaren Boden zu fallen.

Wir blieben von Juni bis Mitte August 2011 in Pisa, aber im Juli nahmen wir uns eine Auszeit und fuhren nach Hause. Roberto musste zu einem wichtigen Firmenmeeting in die USA fliegen, obwohl er zu diesem Zeitpunkt nicht viel Interesse für das gesellschaftliche Rahmenprogramm solcher Zusammenkünfte aufbringen konnte. Unsere Beklemmung ließ für diese Dinge keinen Platz. Er spielte mit dem Gedanken, sich eine neue Arbeit zu suchen, die ihm erlaubte, näher an zu Hause zu sein.

Eines Abends rief er mich an und klang, als hätte er im Lotto gewonnen. Er erzählte mir in allen Einzelheiten von einer Begebenheit an jenem Tag, als wüsste er bereits, dass es sich wohl um ein einschneidendes Ereignis handelte.

»Ich stehe eben vor einem Saal und warte darauf, hineingehen zu können, da tippt mir der neue General Manager auf die Schulter und sagt, sie denken darüber nach, eine neue Position in Italien zu schaffen. Und ob ich nicht interessiert wäre. ›Das ist mein Job‹, sage ich sofort. Und um keine Missverständnisse aufkommen zu lassen, sage ich extra noch: ›Ich will die Stelle.‹ Ich kann wechseln! Ich komme wieder nach Italien!«

Roberto liebte seine Arbeit, und auch die dauernden Geschäftsreisen rund um die ganze Welt hatten zu seiner beruflichen Zufriedenheit beigetragen. Hatten. Denn jetzt war Mario unsere erste Priorität.

In einigen Monaten sollte Roberto die neue Stelle antreten.

Eine Kleinigkeit hatte er in diesem Telefonat jedoch nicht erwähnt; er erzählte mir erst später davon. Während des Bewerbungsgesprächs, das kurz nach dem ersten Zusammentreffen stattgefunden hatte, war Robertos Enthusiasmus kurz erloschen, und mit gesenktem Blick hatte er gesagt: »Da ist nur noch eine Sache: Es kann sein, dass ich zwei freie Nachmittage pro Woche brauche.« Keiner der Anwesenden hatte ihn gefragt, wozu er die Nachmittage denn brauche. Das half ihm dabei, den Blick wieder zu heben. Was für uns aber am meisten zählte, war die Zustimmung, die auf diese Anfrage folgte. Sie war ein erster, wichtiger Schritt aus dem Gefühl der Schuld und der Unzulänglichkeit. Ein Schritt aus der Frustration.

Seit Marios Geburt waren wir Gefangene unserer Angst und Scham gewesen, und auch wenn die Neuigkeit beides nicht aus der Welt schaffen konnte, so hatte sie doch etwas ausgelöst. Sie zeigte uns, dass man Gelegenheiten beim Schopf packen muss. Unsere Zukunftsperspektive hatte sich noch nicht grundlegend verändert, aber wir hatten einen ersten Schritt aus dem alles erstickenden Gefühl des Scheiterns getan.

Mit diesem Rückenwind im Herzen gingen wir in das Gespräch am Institut in Pisa. Der Arzt war ein Kinderneuropsychiater, der erst vor Kurzem aus Australien zurückgekehrt war. Er wollte uns in seinem Büro treffen, was für uns ungewöhnlich war, und so hatten wir eine andere Erwartungshaltung als sonst. Wir hätten wohl keinen einzigen Spezialisten von der üblichen Sorte mehr ertragen. Diese Leute, die uns versicherten, dass wir uns keine Sorgen machen müssen und dass sie sich darum kümmern, Mario die bestmögliche Behandlung zukommen zu lassen. Wir sollten ihn einfach nur so oft wie nötig vorbeibringen, damit er die Funktionalität seiner linken Hand um den einen oder anderen Prozentpunkt verbessern könne. Und ansonsten sollten wir uns nicht zu viele Gedanken machen, sondern einfach nur mit Mario spielen, denn die Therapie würde in den eigens dafür vorgesehenen Zentren von Spezialisten durchgeführt, nicht zu Hause mit den Eltern. Nein, so jemanden hätten wir nicht noch einmal ertragen, vor allem nicht nach diesen zwei Monaten Blackout in unserem Exil am Meer.

Es gibt Probleme, die kann man nicht outsourcen. Man kann kein Kind weggeben und repariert wieder zurückbekommen, so funktioniert das nun mal nicht. Niemand kann deinen Teil übernehmen, vor allem nicht in Bereichen, wo die Wissenschaft noch so wenig weiß.

Wir wollten die Verzweiflung hinter uns lassen, und vor allem auch diese blinde und taube Akzeptanz der herrschenden Routine.

Als wir dem Arzt gegenübersaßen, sah Roberto ihm in die Augen, holte tief Luft und konfrontierte ihn mit den Fragen, die unseren Kurswechsel einleiten sollten.

»Wir wollen für unseren Sohn den innovativsten Ansatz, den es heute auf der Welt gibt. Wir haben genug von den gängigen Maßnahmen, genug von dem, was schon seit zwanzig Jahren gemacht wird. Mit alten Lösungen werden wir keine neuen Ergebnisse erzielen. Erzählen Sie uns, was für die Zukunft entwickelt wird«, stellte Roberto ohne Umschweife klar.

Wir beide hatten immer schon an die Wissenschaft geglaubt, mit allen Risiken, die ein neuer Weg mit sich bringen kann. Allein die Tatsache, dass wir für zwei Monate unser Zuhause und unsere gewohnten Abläufe hinter uns gelassen hatten, barg ein gewisses Risiko. Aber wir wollten schneller vorankommen, und deshalb hatten wir auch keine Angst.

»Sagen Sie uns, auf welche Methoden die Forschung heute setzt. Wir wollen einfach besser verstehen und für unseren Sohn alles tun, was in unserer Macht liegt«, fügte ich hinzu.

Keiner von uns, nicht einmal Mario, der uns zu dem Termin begleitete, hatte den Arzt auch nur eine Sekunde aus den Augen gelassen – vielleicht spürten wir alle, dass jetzt endlich eine nennenswerte Information kommen würde. Der Arzt setzte dazu an, uns den Grund für dieses Treffen zu erläutern.

»Ich habe in Australien ein Pilotprojekt für Kinder mit perinatalem Schlaganfall geleitet. Ich möchte die Studie nach Italien holen und Mario mit einbinden.«

»Worum genau geht es dabei?«, wollte Roberto wissen.

»Spiegelneuronen. Haben Sie schon einmal davon gehört?«

Ja, das hatten wir. Wir wussten, dass das Team um Professor Giacomo Rizzolatti sie Mitte der Neunzigerjahre in Parma entdeckt hatte, quasi zufällig, als man eine Forschungsreihe am Motorcortex von Affen durchführte. Und wir wussten auch, dass man zehn Jahre später verstanden hatte, dass auch die menschliche Gehirnrinde ähnlichen Mechanismen folgt. Darüber hinaus hatten wir gelesen, dass Spiegelneuronen auch an der Entwicklung von Mitgefühl und der Verbindung von persönlichem Glücksgefühl und sozialen Kontakten beteiligt sein können und dass die Entdeckung großes Interesse hervorrief. In der Firma hatten wir Dutzende Fortbildungen besucht, in denen uns anhand der Spiegelneuronen dargelegt wurde, wie in der Kommunikation und in zwischenmenschlichen Beziehungen die sogenannten Mirroring-Mechanismen, also Spiegelungen, funktionieren. Wir kannten also die Grundlagen, einige Anekdoten und das ein oder andere Schlagwort, wie etwa: »Spiegelneuronen werden für die Psychologie genauso wichtig sein wie die DNA für die Biologie.« Aber viel weiter ging unser Wissen nicht.

»Spiegelneuronen sind eine besondere Art von Nervenzellen«, erklärte uns der Arzt. »Sie werden nicht nur aktiv, wenn man eine bestimmte Bewegung ausführt, sondern auch, wenn man beobachtet, wie eine andere Person sie ausführt.«

Dann erhob er sich, sah uns und Mario dabei fest in die Augen und ergriff langsam, mit einer ausladenden, fast theatralischen Geste, einen Stift.

»Wir müssten Mario ganz oft eine Hand zeigen, die nach etwas greift. Dadurch könnten in seinem Gehirn die Spiegelneuronen aktiviert werden, und er würde diese Bewegung kennenlernen, indem er sie visualisiert und mental wiederholt. Und früher oder später hat er sie so oft gesehen, dass er es vielleicht schafft, sie selbst auszuführen.«

Die Worte des Doktors waren gespickt mit Konditionalen, voller »Vielleichts« und »früher oder später«. Daran erkannten wir sofort, dass dieser Weg sehr experimentell war und wenig Sicherheiten bot. Aber immerhin war es ein neuer Weg. Und das Wichtigste: Er war nicht invasiv. Natürlich konnte es sein, dass es nicht genug war, und wir mussten auch mit der Physiotherapie und der herkömmlichen Rehabilitation, den Massagen, den Spielen, der Psychomotorik, den taktilen Übungen, der Körpererforschung und all den

anderen Dingen fortfahren. Es war ein Spiel mit unsicherem Ausgang. Aber es war einen Versuch wert.

Roberto saß völlig reglos da. Ich hatte sogar vergessen, dass ich Mario im Arm hielt. Der Arzt wiederholte die Geste mit dem Stift noch mehrere Male ganz langsam und hielt den Blick dabei immer auf Mario geheftet, der von den Bewegungen wie verhext war.

»Ein Bleistift, um nur ein Beispiel zu nennen, hat eine Form, die das Gehirn begreifen kann. Zeigen Sie ihm die Bewegung ganz sorgfältig, angefangen vom kleinen Finger und dann weiter, indem die Hand sich langsam schließt. Wir vermuten, dass die Spiegelneuronen im Gehirn wie Zahnräder agieren. Sie ermöglichen uns, Beziehungen zu anderen einzugehen, weil sie auch dann aktiv werden, wenn wir jemanden bei einer Bewegung beobachten, die wir bereits aus unserer Erfahrung kennen. Diese Neuronen ›sehen‹, was sich in einem anderen Gehirn abspielt, und reflektieren es wie ein Spiegel. Diese Fähigkeit unseres Nervensystems ist essenziell für das Verstehen und das Lernen.«

Der Arzt war fertig mit seiner Erklärung und machte eine kurze Pause, damit wir Zeit hatten, darauf zu antworten. Aber wir waren damit beschäftigt, seine Worte abzuwägen. Das experimentelle Konzept machte es uns leicht, eine erste Frage zu stellen.

»Und müssen wir ihm den Stift mit der rechten oder mit der linken Hand zeigen?«

Eine banale Frage? Na ja, wenn wir der Spiegel sein sollten, der Mario vorgehalten wird, wäre ja seine linke unsere rechte Seite.

»Berechtigte Frage«, antwortete der Arzt. »Tatsache ist, dass wir darauf noch keine konkrete Antwort kennen. Wir müssen es ausprobieren.«

Danach antwortete er geduldig auf den Sturm von Fragen,

die uns im Kopf herumschwirrten. Er hatte offenbar damit gerechnet. »Ja, natürlich handelt es sich um ein Experiment. Nein, es gibt noch kein konkretes Ergebnis. Ja, ein Protokoll gibt es. Nein, es gibt noch keine Vergleichsobjekte, nur meine wenigen australischen Patienten. Das Projekt befindet sich sozusagen noch in der Embryonalphase.«

Nach diesem Gespräch sah ich in Robertos Augen einen Hoffnungsschimmer aufleuchten. Oder sogar mehr als das: Es war Aufregung. Und er sah dasselbe in meinen. Da war er wieder, der Spiegel. Wer weiß, vielleicht werden wir eines Tages wissen, dass wir auch Mario etwas von diesem Leuchten in unseren Augen übertragen konnten.

Wer sich über Spiegelneuronen schlaumachen möchte, kommt an der höchsten Autorität des Faches nicht vorbei: Giacomo Rizzolatti, italienischer Neurophysiologe von Weltruf. Im Mai 2014 wurde ihm in Kopenhagen der *Brain Prize* verliehen, bekannt auch als »Gehirnnobelpreis«. Mit diesem Preis werden herausragende Pionierleistungen bei der Erforschung der höheren Gehirnmechanismen prämiert, also jener Funktionen, die komplexe Fähigkeiten des Menschen wie Sprechen, Rechnen, Verstehen, Verhalten und Sozialkompetenz steuern.

Spiegelneuronen waren der Ausgangspunkt für eine Wissenschaft, die sich als noch viel komplexer herausstellte als anfangs vermutet. Das Internet ist voll von Dokumenten, in denen Rizzolatti selbst seine Arbeit in allgemein verständlichen Worten darlegt. In einem Video mit dem Titel »Das Geheimnis der Spiegelneuronen« auf dem YouTube-Kanal der Enzyklopädie Treccani sagt er:

Heute spricht man eher von einem »Spiegelmechanismus« beziehungsweise von der Fähigkeit, Informationen, die aus der Außenwelt kommen, Handlungen der Außenwelt, auch solche emotionaler Natur, in individuelle motorische Handlungen umzuwandeln. Der Grund, warum die Spiegelneuronen so großes Interesse erweckt haben, liegt darin, dass sie eine vereinheitlichte Wahrnehmung von Handlungen möglich machen. Es gibt einen Mechanismus, der das, was die anderen tun, mit unseren Fähigkeiten verknüpft. Statt also zwei getrennte Welten vorzufinden – ein Gehirn, das versteht, und eines, das ausführt –, verbinden sich die beiden zu einer Einheit und geben ein gemeinsames Bild.

Es gibt aber auch noch einen anderen Aspekt: Wir können die Handlungen anderer, also das, was sie tun, auf vielerlei Art verstehen und daraus ein Wissen ableiten, das wir als »Erfahrung« definieren. Das heißt, dass das, was ein anderer tut, mich an etwas erinnert, was ich tun kann, und somit ein Wissen darstellt, das mehr als nur theoretisch ist. […] In der Praxis hat man sich in den letzten Jahren auf zwei Gebiete spezialisiert. Eines davon beschäftigt sich mit einem sehr interessanten Thema, dem Autismus. Unsere Forschung, aber auch die Projekte, weisen darauf hin, dass bei Autisten der Spiegelmechanismus nicht richtig funktioniert. Und wir glauben, dass diese Unterfunktion daher rührt, dass ihre motorischen Fähigkeiten, die so grundlegend sind, beeinträchtigt sind. Rehabilitationsansätze sollten sich infolgedessen auf die Motorik stützen. Das zweite [Forschungsgebiet], das eher neurologischer Natur ist, beschäftigt sich mit der Möglichkeit, Nervenverbindungen von Menschen, die sich infolge eines Hirnschlags nicht bewegen können, am Leben zu erhalten, indem ihnen bestimmte Filme gezeigt werden. […] Allein durch das Ansehen der Filme wird das motorische System aktiviert, auch wenn jemand eine Bewegung noch nicht aus eigener Kraft ausführen kann.

Dieses letzte Stück habe ich mir wahrscheinlich hundertmal angehört und wie ein Mantra mit den Schlüsselkonzepten, die ich im Kopf hatte, abgeglichen: »Nervenverbindungen am Leben erhalten ...« – »Filme zeigen ...« – »Die Motorik aktivieren ...«

»Dreimal am Tag, jeweils fünf Minuten. Zeigen Sie ihm das Objekt gut, mit langsamen Bewegungen, ausgehend vom kleinen Finger, dann weiter, indem die Hand sich langsam schließt.« So hatte es uns der Doktor am Institut von Pisa erklärt. Nicht gerade eine sehr genaue Beschreibung für einen Ablaufplan einer Bewegung. Andererseits sind schon viele Entdeckungen aus einfachen empirischen Konzepten hervorgegangen.

Wir legten sofort los mit dem, was wir die »Therapiezeremonie« nannten: Wir nahmen das große Karokissen, immer das gleiche, und Mario lag in der Mitte, wo er fast ein bisschen verloren aussah. Auch der Bleistift war immer derselbe, der große mit dem Pinocchiokopf. Ganz langsame Bewegungen. Fünf Minuten lang. Manchmal mögen es wohl auch vier oder sechs gewesen sein. Durch das laute Zählen der Sekunden gaben wir den Rhythmus vor. Wie lange es dauerte, hing davon ab, wie langsam wir die Bewegungen ausführten, um sicherzugehen, dass Mario sie auch sehen und registrieren konnte. Das war unser »Protokoll«. Eine sehr intime Zeit, die nur uns gehörte, mit all den kleinen Gesten, die wir fast hypnotisch ausführten und die uns dabei halfen, uns wie eine Familie zu fühlen.

Wie alle Zeremonien musste auch diese ihre ganz speziellen Rituale haben, mit gewissen Eckpfeilern, die als Anhaltspunkt für das Gedächtnis dienten und das Davor und Danach markierten. Damals war Mario kaum mehr als sechs Monate alt, aber bis heute erkennt er den Bleistift wieder, den wir damals benutzten.

Jedes Mal filmten wir die fünf Minuten mit einer Videokamera, um festzuhalten, wo wir standen, und um irgendwelche Antworten daraus abzuleiten. Vielleicht auch nur ganz kleine, banale. Am Anfang fanden wir keine. Wir Produkte der Leistungsgesellschaft hofften sofort auf konkrete Ergebnisse, aber wir mussten uns gedulden.

Mario schien sich bei diesen Sitzungen jedenfalls zu amüsieren. Die spielerische Atmosphäre, die ihn dabei umgab, half ihm, diese neue, zusätzliche Therapie zu akzeptieren. Wir machten mit ihm den »Spiegel«, danach mussten wir täglich nach Tirrenia, wo eine sehr junge und liebe Physiotherapeutin Mario dabei half, richtige Körperhaltungen einzunehmen und Gegenstände beidseitig zu greifen. Die Physiotherapeutin gab ihm Kettchen, Rasseln und bunte Alufolie von Ostereiern zum Spielen, und Mario war regelrecht verliebt in sie.

Mehr konnte man von einem wenige Monate alten Baby nicht verlangen.

Alle Mitarbeiter des Instituts in Pisa schenkten uns viel Aufmerksamkeit und menschliche Wärme. Der Arzt, dessen Frau damals ebenfalls ein Kind erwartete, brachte uns so großes Mitgefühl entgegen, wie wir es bis dahin nur sehr selten von Ärzten erlebt hatten.

Nach einigen Wochen hatten wir jedes Zeitgefühl verloren. Ich wurde mir dessen immer am Sonntagabend bewusst, wenn ich die verpassten Anrufe meiner Familie bemerkte. Bei der Arbeit vergingen nie mehr als ein paar Minuten, ohne dass ich auf mein Handy sah, doch jetzt vergaß ich es sogar im Zimmer. Ich hatte das Gefühl, niemandem etwas sagen zu wollen.

Der Ort, an dem wir diese Zeit verbrachten, war gar nicht so übel. Auf eine seltsame Art war es dort sogar schön, aber es war ganz anders als das, was man sich sonst unter einem Ferienort vorstellt. Es gab sogar einen reservierten Privatstrand für Menschen mit Behinderung.

Von Zeit zu Zeit hörte man ein Kind herzhaft lachen, oder jemand weinte. Manchmal sah man magersüchtige Mädchen, die im T-Shirt in der Sonne lagen, oder Rollstühle, mit denen man ins Wasser fahren konnte. Aber was ich aus diesen Wochen am wenigsten vergessen kann, sind die Schicksale der anderen Gäste des Instituts, die anderen Patienten mit ihren Familien. Die Geschichten, die sie erzählten, und ihre enormen Bemühungen.

Einige der Eltern schleppten sich nur noch über die Gänge, halb erdrückt unter dem Gewicht des Traumas, das auf sie herabgestürzt war. Viele dieser Leute, in deren Erzählungen wir so manches von unserer eigenen Geschichte wiederfanden, gestanden: »Wir haben es erst nach zwei Jahren gemerkt, als er sich nicht genug bewegte. Aber auf dem MRT sieht alles perfekt aus.« Gelegentlich sahen wir, wie jemand sein vom Hals abwärts gelähmtes Kind hochhob und mit ihm die Gänge auf und ab lief, wie auf einem nicht enden wollenden Kreuzweg.

In diesen Augenblicken, üblicherweise zu den Tageszeiten von Marios Therapiestunden am Institut, fühlte ich, wie mir ein bitterer Kloß den Hals zuschnürte. Nicht einmal am Strand konnte man alldem entrinnen.

»Zukunftsperspektive« war in jenen Tagen ein Konzept, das uns nicht aus dem Kopf ging. Vielleicht war es nur eine neue Art, die Situation zu betrachten und einzuschätzen, und die Momente am Strand halfen uns nach und nach dabei zu verstehen, wie essenziell Zukunftsperspektiven waren. Wie sollten wir unsere Lage beurteilen? Mussten wir unserem Zorn und unserer Frustration nachgeben? Oder sollten wir uns vielmehr glücklich schätzen mit Blick auf all die Menschen, die wir hier kennenlernten? Sollten wir an einem Ort, an dem eine Querschnittslähmung schon beinahe als Luxus erachtet wurde, unserer Bestürzung den Sieg überlassen und uns immer wieder fragen, warum gerade wir hier gelandet waren? Oder sollten wir uns klarmachen, dass es viele Menschen gab, die es schlechter erwischt hatten und die vielleicht unsere Hilfe gebrauchen konnten?

»Wo ist das Problem, hier drin einen zweiten Aufzug zu bauen? Sagt mir, was zu tun ist, und ich kümmere mich darum«, sagte Roberto einmal. Wir stellten Projekte zum Sammeln von Forschungsgeldern auf die Beine, um Einrichtungen wie dem Institut in Pisa zu helfen. Dieses Institut führte trotz Tausender Probleme seine Arbeit weiter. Unser Arzt erzählte uns, dass es in Australien ganz normal sei, Galadiners zur Unterstützung der Forschung zu veranstalten, und überlegte, etwas Ähnliches auch in Italien zu veranstalten. Also versuchten wir, ihm dabei zu helfen, und am Ende nicht nur ihm.

Nachdem wir uns für ein paar Minuten schweigend in solche Gedanken vertieft hatten, erhoben wir uns wieder und kehrten zu Mario zurück.

Arbeitnehmer in abhängigen Dienstverhältnissen mit schwerer Behinderung gemäß Art. 3, Absatz 3 des Gesetzes Nr. 104/92 und Arbeitnehmer, die Familienangehörige mit schwerer Behinderung betreuen, haben unter bestimmten Bedingungen Anrecht auf bezahlten Urlaub und Freistellung.

So sieht es das Gesetz Nr. 104 vor, das die Betreuung, die soziale Integration und die Rechte von Menschen mit Behinderung regelt. Selbstverständlich muss diese Behinderung von einer staatlichen Behörde bestätigt werden.

Für die Bestätigung von Marios Behinderung wurde uns bei der Gesundheitsbehörde in Mailand ein Termin Anfang August zugewiesen. Ein grauenhaftes Timing. Wir wussten, dass die Kommission sich aus verschiedenen Fachleuten zusammensetzen würde: aus Ärzten, Reha-Ärzten, Kinderärzten, Psychologen und Sozialpädagogen. Während der Fahrt stellte ich mir dauernd vor, wie es wohl laufen würde, und jedes Mal malte ich mir die Szene etwas anders aus. Ein neuer Arzt, das Licht, das durch ein vorher nicht da gewesenes Fenster drang, eine freundliche Sekretärin, die mit Mario schäkerte, eine Türglocke, die ohne Unterlass läutete, und niemand erhob sich, um hinauszugehen. Aber einige Eckpunkte blieben bei jeder neuen Szenerie gleich: Der Raum war stets riesig und hatte eine ovale Form, und darin hatte sich eine große Zahl Personen in weißen Kitteln in einem Halbkreis angeordnet. Wir schwiegen und warteten.

Als wir dann tatsächlich dort angekommen waren, begann unsere Prüfung. Ich hielt Mario im Arm.

Ich musste an all die Prüfungen denken, die ich in meinem Leben absolviert hatte, in der Schule und bei der Arbeit. An die kniffligen Fragen und meine Antworten, an die Bitte, doch etwas mehr ins Detail zu gehen, an die mündlichen Befragungen durch die Professoren und ihre Bemühungen, mir mein Wissen aus der Nase zu ziehen und meinem Verstand auf die Sprünge zu helfen. An die Meetings im Konferenzraum, vor dem Vorstand, auf Italienisch, Englisch und Spanisch.

Bei der Gesundheitsbehörde lief aber alles ganz anders. Die Kommission stellte uns absurde Fragen. Machte Unterstellungen. Wir konnten das nicht begreifen. Wir fühlten uns schlecht behandelt, man gab uns das Gefühl, Betrüger zu sein. Als wären wir gekommen, um den Staat zu bestehlen. Um Vorteile zu nutzen, auf die wir kein Anrecht hatten. Als spielten wir ihnen Theater vor, um uns zu bereichern.

Anfangs versuchten wir, exakte Antworten zu geben und ruhig zu bleiben, in der Hoffnung, dass unser guter Wille von Vorteil wäre. Aber als sie uns dann zum dritten Mal frag-

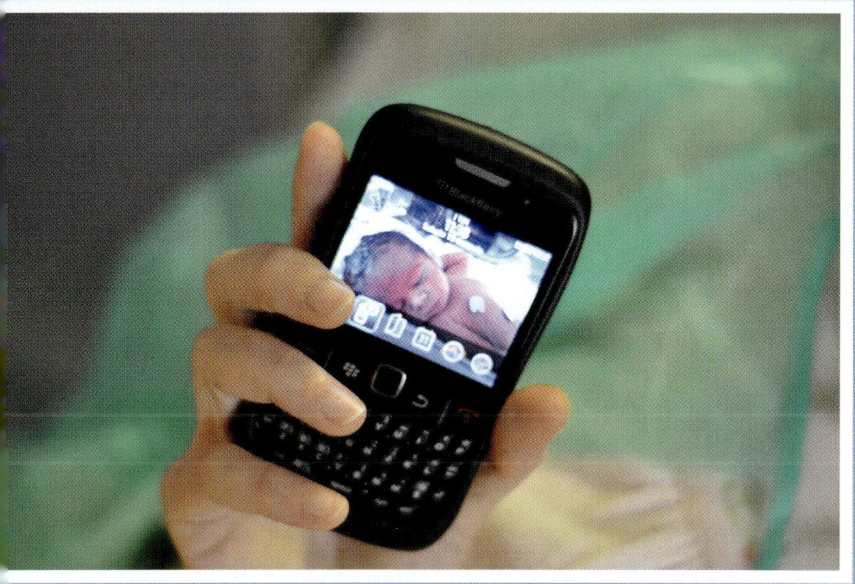

Ein neues Leben.

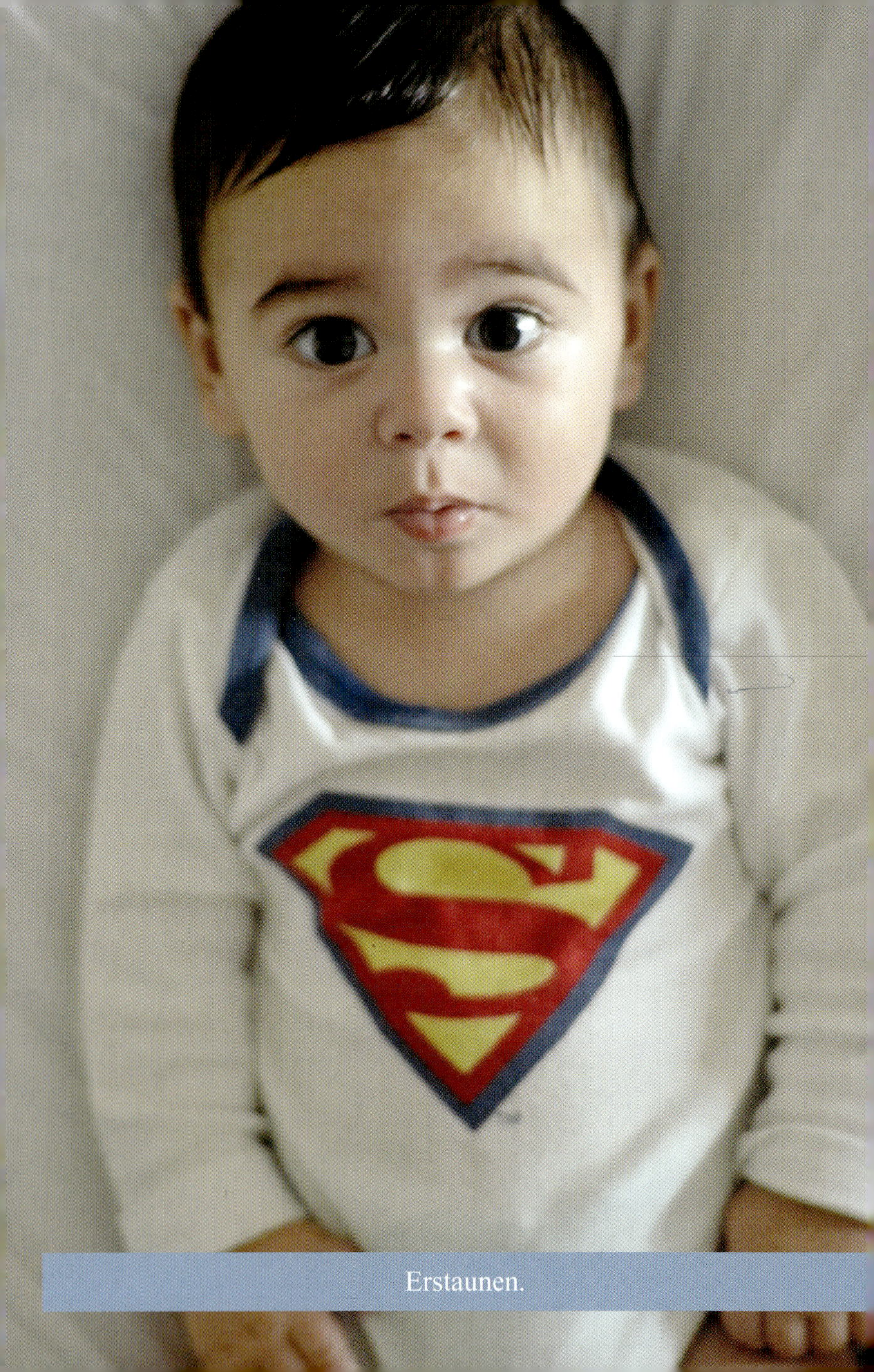

Erstaunen.

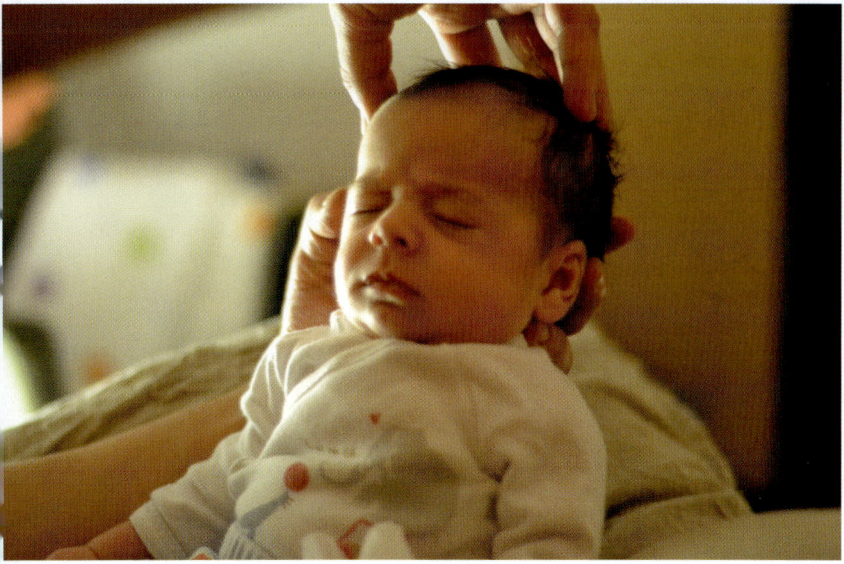

Der kaputte Kopf.

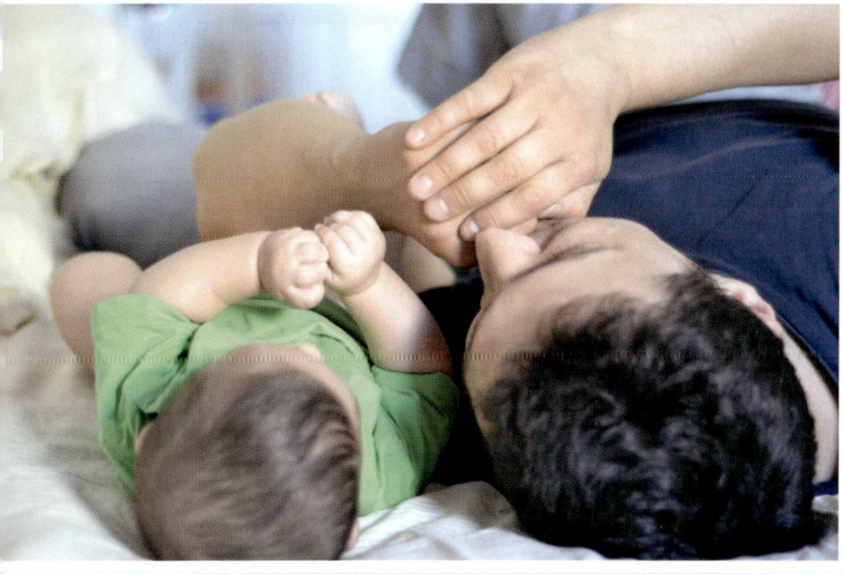

Erste Übungen.

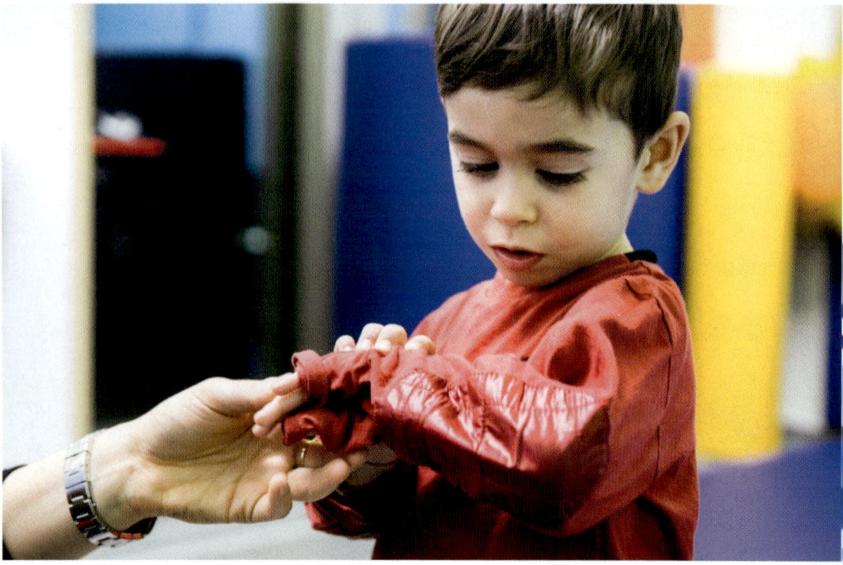

Die kleinere Hand. ® Andrea Ruggeri.

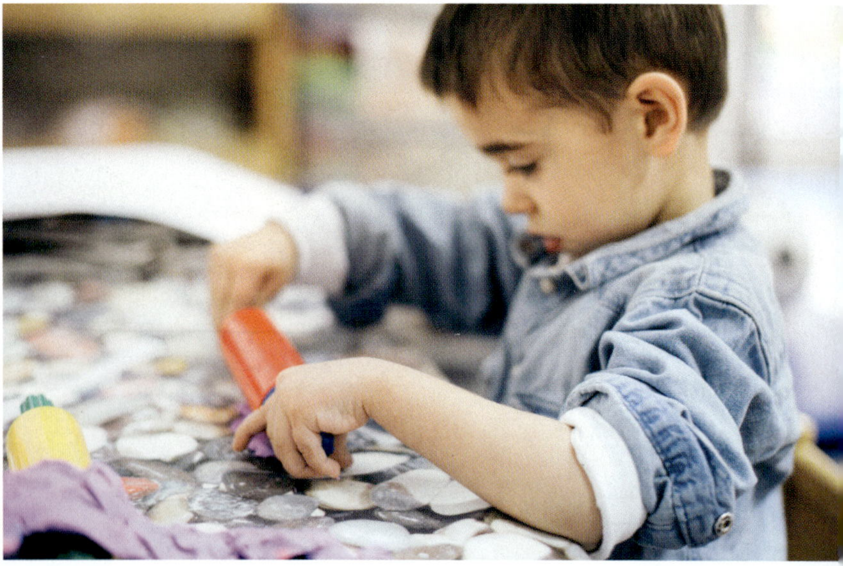

Mit beiden Händen basteln. ® Andrea Ruggeri

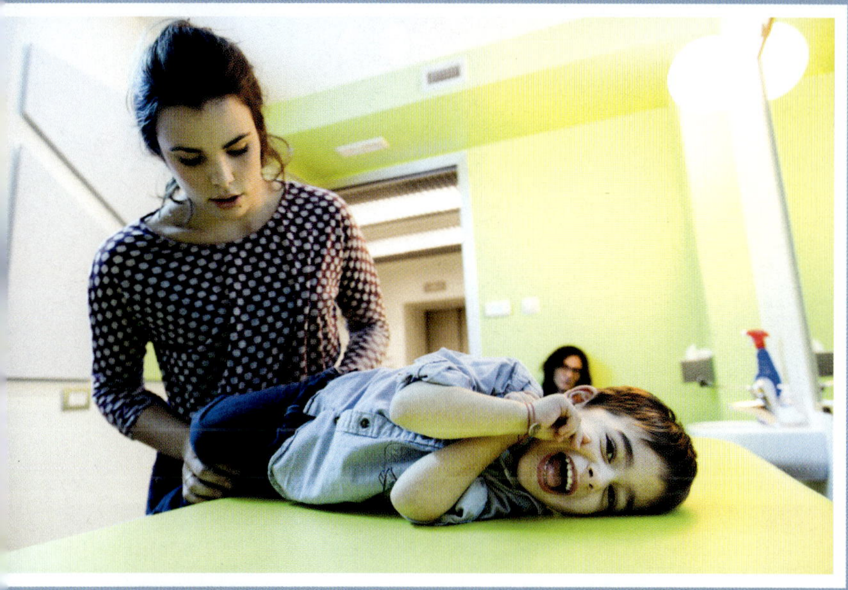

Therapie. ® Andrea Ruggeri

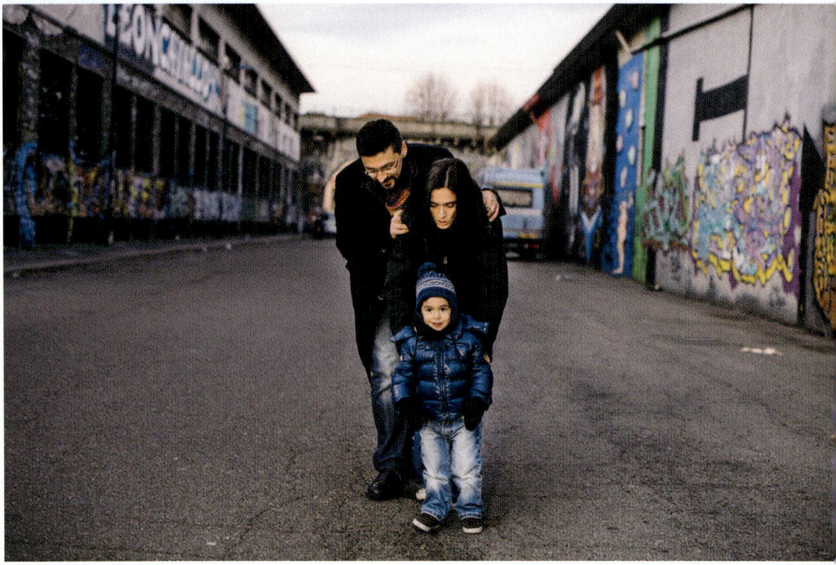

Gemeinsam gehen. ® Andrea Ruggeri

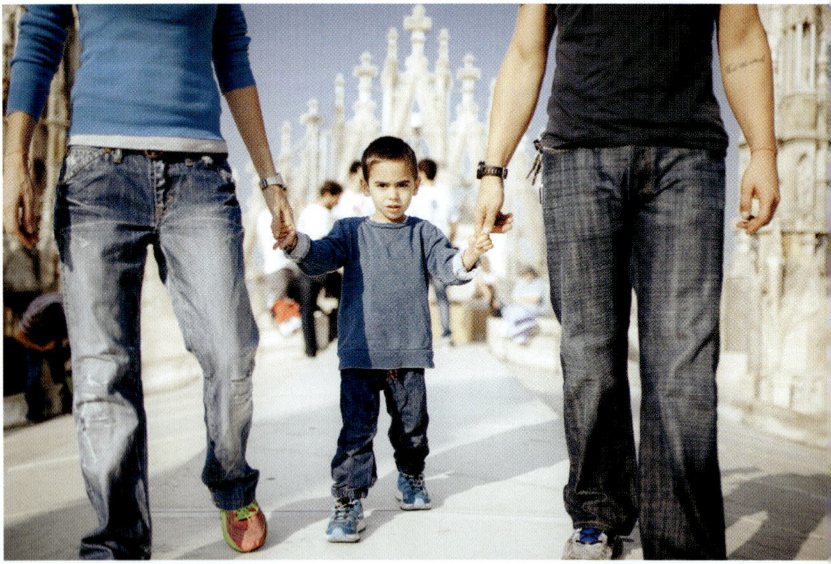

Wir neben dir. ® Andrea Ruggeri

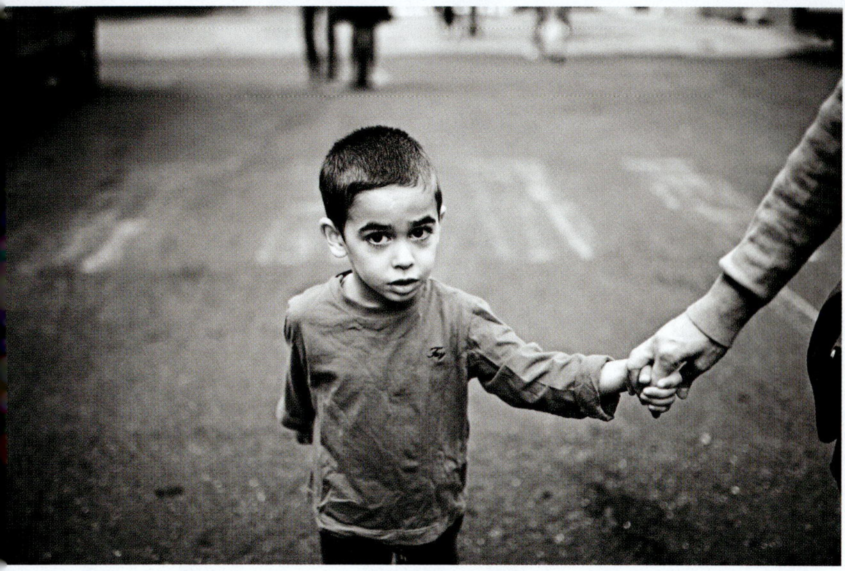

Hand in Hand. ® Andrea Ruggeri

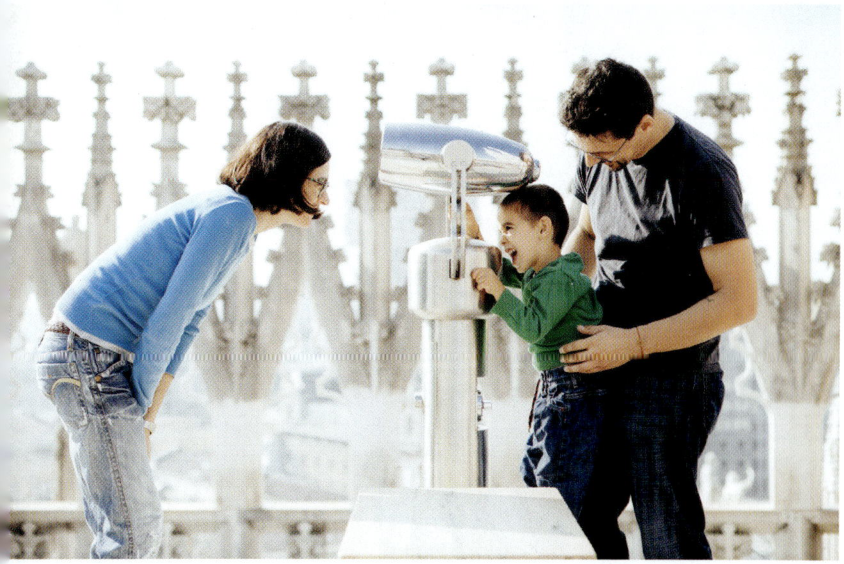

Wir drei. ® Andrea Ruggeri

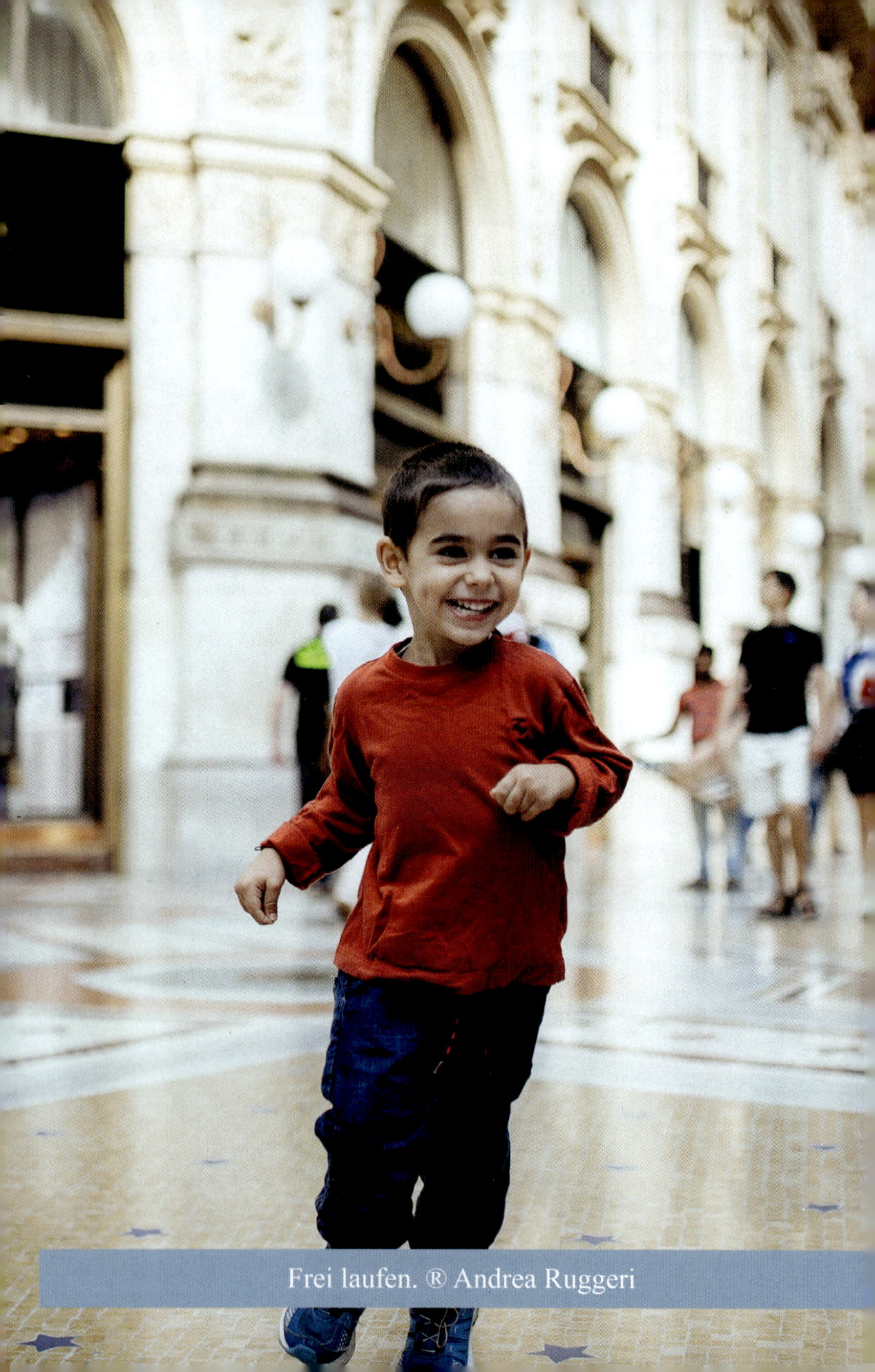

Frei laufen. ® Andrea Ruggeri

ten: »Sind Sie denn sicher, dass Mario meinen Finger nicht greifen kann, wenn ich ihn ihm hinhalte?«, sah ich Roberto an. Er hatte denselben ungläubigen Blick wie ich. Das konnte doch nicht sein, sie konnten das doch nicht ernst meinen! Es war unmöglich, dass dieser Arzt im ordentlich gebügelten Kittel die Ehrlichkeit meines Schmerzes anzweifelte. Es konnte doch nicht sein, dass er mir nicht glaubte oder dass er tatsächlich den Verdacht hegte, ich hätte Mario anerzogen, den Arm nicht zu heben. Glaubten mir diese Leute wirklich nicht? Glaubten sie, ich behauptete nur, mein Sohn sei behindert, um an irgendeinen Ausweis oder eine Vergünstigung heranzukommen? Dann sollten sie ihren Ausweis doch behalten und die Hand meines Sohnes loslassen. Sollten sie mir doch sagen, dass mein Sohn nicht krank war! Ich wollte nichts von ihnen. Sollten sie uns doch einfach sagen, dass er nicht krank war, und wir würden sofort gehen. Aber vorher, bevor wir uns nie wiedersehen würden, hätte ich ihnen noch ins Gesicht gespuckt.

Wir waren dort hingekommen, um uns etwas amtlich bestätigen zu lassen, was wir selbst immer noch nicht glauben wollten. Für die Kommission jedoch hätte es offensichtlich sein müssen.

Dass Mario im Alter von sieben Monaten noch nicht lief, war normal. Er hätte vielleicht schon krabbeln können, aber das tat er nicht. Über die linke Hand und den linken Arm hatte er keinerlei Kontrolle. Keine Reaktion auf irgendwelche Reize. Die erste Bewegung seines linken Armes sollte einige Wochen später passieren, als wir wieder in Pisa waren und er irgendein Spielzeug fallen ließ, das auf einem Tischchen lag. Es war eine unbeholfene Bewegung, mit dem ganzen steifen Arm, aber für uns war es wie ein Wunder.

In Pisa hatte man uns auch gesagt, dass Mario wahrscheinlich mit achtzehn Monaten laufen würde. Etwas später als der Durchschnitt, aber für uns war auch das eine wunderbare Neuigkeit. Die Tatsache, dass Mario freundlich war, lachte und spielte, ließ tatsächlich Zweifel über das Ausmaß seiner Beeinträchtigung aufkommen. Ich erinnere mich noch an das verblüffte Gesicht eines Arztes in einem anderen Krankenhaus, der in einer der Vorbesprechungen Mario zuerst untersuchte und sich dann erst die MRT-Bilder ansah. Wieder ein anderer auf unserer Odyssee durch die Arztpraxen sagte, nachdem er Mario erst untersucht und sich dann die Bilder angesehen hatte: »Wenn ich mir zuerst die Ergebnisse der Magnetresonanz angesehen hätte, hätte ich ein Gemüse erwartet.« Ein schrecklicher Vergleich, aber wir lernten daraus eine wichtige Sache: Die Beeinträchtigung war nicht gleichzusetzen mit der Fotografie der Beeinträchtigung.

Unter all den Ärzten, die wir kennenlernten, waren die besten diejenigen, die zuerst die klinische Analyse durchführten. Die also das Kind zuerst beobachteten, bevor sie die MRT-Ergebnisse heranzogen. Die Tatsache, dass darauf eine mehr oder weniger weitreichende Läsion zu sehen ist, lässt nicht auf deren genaue Konsequenzen schließen. Zum Glück. Für uns bedeutete das einen wichtigen Schritt auf unserem Weg.

An jenem Tag vor der Kommission der Gesundheitsbehörde konnten wir uns mit dieser Erkenntnis jedoch nicht trösten. Marios motorische Schwierigkeiten waren für jedermann ersichtlich, nur die Kommissionsmitglieder schienen sie nicht zu erkennen.

Nach der ich weiß nicht wievielten Frage – ich war kurz davor, vor Entrüstung aufzustehen – schoss mir in zwei, drei Sekunden, in denen ich mich zum klaren Denken zwang, der Gedanke durch den Kopf, dass dieses Misstrauen aus einer Absurdität heraus entstand. Vielleicht gab es tatsächlich Leute, die dazu imstande waren, den eigenen Sohn zum Behinderten erklären zu lassen, nur damit sie eine Plakette bekamen, mit der sie bequem im Stadtzentrum parken konnten. Und während ich über diese Möglichkeit nachdachte, versuchte ich, ein Körnchen Menschlichkeit in den Augen dieser Leute zu erkennen, die mich von allen Seiten anstarrten.

Nachdem wir diesen Raum verlassen hatten, gingen wir in der grauenvollen Sommerhitze Mailands in eine Bar und setzten uns. Zwei Minuten lang starrte ich nur ins Leere, dann senkte ich den Blick auf das Blatt, das man uns ausgehändigt hatte: »Bestätigung einer schweren Behinderung«.

»Wir sind nicht bloß in den Urlaub gefahren. Mario ist krank.«

Im Herbst fanden wir endlich die richtigen Worte, den Augenblick und wohl vor allem den Mut, mit unseren Eltern zu sprechen. Wir erzählten ihnen, was wir die ganze Zeit über in Pisa gemacht hatten.

Langsam begannen wir auch, den Kollegen die Wahrheit zu sagen. Es war hart. Wenn wir bemerkten, dass jemand uns nicht mehr in die Augen sehen konnte und anfing, an die Decke zu starren, wechselten wir schnell das Thema und widmeten uns wieder der Arbeit. Bis zu diesem Moment hatten viele geglaubt, dass mein verlängerter Mutterschutz nur ein Vorwand gewesen war, um länger zu Hause bleiben zu können. Aber mittlerweile kümmerten wir uns nicht mehr darum, was die anderen sagten, denn jetzt hatten wir einen Plan. Wir wussten jetzt, was wir für Mario tun würden: Zurück in Mailand, würden wir den Weg fortsetzen, den wir in Pisa eingeschlagen hatten. Bei den allerbesten Ärzten, in einem neurologischen Krankenhaus, das einen exzellenten Ruf genoss. Dort würden wir ein Expertenteam für unseren Sohn vorfinden: Neurologen, Psychologen, Physiotherapeuten, die sich allesamt zum Ziel setzen würden, Marios Therapie als Spiel zu tarnen. Alle wären dort top ausgebildet und überaus professionell. Das Krankenhaus war weithin bekannt, und Mario würde in ordentlichen, sauberen und gut ausgestatteten Räumlichkeiten spielen. Außerdem würde man uns psychologische Unterstützung geben. Auf dem Papier schien alles perfekt zu sein.

Jeden Nachmittag würden wir uns in den Mailänder Verkehr stürzen müssen, um ans andere Ende der Stadt zu gelangen, dann eine Stunde Therapie und die Rückfahrt. Aber dafür wäre es für Mario das Beste, was es gab. Alles würde gut werden.

Doch auch diese Erfahrung sollte anders aussehen, als geplant.

Anfangs dachten wir, es wäre unsere Schuld. Die Psychologin, die mit uns arbeitete, sagte, wir verfolgten den falschen Ansatz und würden Mario so nicht helfen. Wir müssten alles anders machen. Eine Psychologin, die über Kinder nur in Lehrbüchern gelesen hatte und einen Schuldigen brauchte, wenn Mario nicht auf ihre Stimuli reagierte.

Als Nächstes kam die Physiotherapeutin. Sie meinte, Mario versuche, die Situation zu kontrollieren, statt sich an die Anweisungen zu halten. Er mache nur, was er wolle. Er solle die Übungen machen und während der Therapie nicht abschweifen oder gähnen.

Die in diesem Krankenhaus angewandte Methode basierte auf Beidhändigkeit. Dazu benutzte man dort große bunte Bälle. Um danach zu greifen, hätte Mario beide Hände gebraucht und somit das gemacht, worauf wir alle hofften. Im Grunde genommen schien uns das eine gute Idee; wir hatten sogar unser Zuhause mit großen bunten, spannenden Dingen vollgeräumt, die Mario mit zwei Händen hätte erfassen müssen. Oder aber wir spielten mit Holzschachteln: Holzschachtel auf, Holzschachtel zu.

»Herr und Frau Fedeli«, begann die Physiotherapeutin, »es freut mich, dass Mario die Therapie zu Hause fortsetzt. Aber es wäre wichtig, dass er es auch hier tut. Stattdessen macht er bei mir immer nur das, was ihm gerade in den Sinn kommt.«

Wir versuchten wirklich, ihre Ratschläge ernst zu nehmen und uns selbst davon zu überzeugen, dass die Therapie im Krankenhaus gemacht werden müsse. Aber Mario gefiel dieses Krankenhaus überhaupt nicht, auch nicht die Therapie, das Umfeld und das System. Wenn er »die Situation kontrollierte«, wie die Physiotherapeutin es ausdrückte, dann war das seine Art, Ablehnung auszudrücken. Schon bevor wir zu Hause losfuhren, wurde er regelmäßig unleidlich und halsstarrig. Er war wie ein sensibles Tier, wie unsere Dackelhündin Gina, wenn sie weiß, dass wir sie zu etwas zwingen, was sie nicht mag. Wir versuchten Mario davon zu überzeugen, dass es keinen Grund gab zu weinen. Wir versuchten ihm vorzumachen, dass es wirklich lustig war, in diese seltsame Spielhalle zu gehen, aber er ließ sich nicht so einfach umstimmen.

In diesem Herbst 2011 begannen für uns einige anstrengende und leidvolle Monate. Mit Geduld und Sorgfalt hielten wir uns an unseren aufgezwungenen Terminplan, durchquerten die Stadt, blätterten in den Zeitschriften der Wartezimmer, sprachen mit Ärzten und hofften auf einen Lichtblick. Psychologinnen erzählten uns Dinge über traurige Kinder, die ihren Eltern niemals sagen würden, dass sie sie lieb haben, und von schwierigen Teenagern. Wo sie den Psychologen diese Dinge wohl beibringen? Eines Tages würde ich mir gerne eine dieser Vorlesungen an der Universität anhören …

Die Zeit verstrich, und nichts änderte sich. Wir sahen keinen Erfolg, aber wir versuchten es weiter.

Mittlerweile war seit Marios Geburt ein Jahr vergangen, und ich hatte wieder begonnen zu arbeiten. Das Leben wollte wieder seinen normalen Gang gehen, nur war es mit Mario schwer, ein Normalitätskonzept zu schaffen, das ich meinen Kollegen erklären konnte.

Meine Tage verbrachte ich damit, über die optimale Farbe oder den geeigneten Stil einer Präsentation zu diskutieren. Es tat mir gut, mich auf etwas Konkretes zu konzentrieren, und wenn es auch noch so unbedeutend war. Etwas, das man einfach ausführen konnte und wofür ich mich einsetzen konnte, damit es so gut wie möglich wurde. Aber auch nicht mehr. Darüber hinaus war ich mit wenig Herz, wenig Energie, wenig Hoffnung und wenig Leidenschaft bei der Sache. Es machte mir nicht einmal etwas aus, nachts arbeiten zu müssen, damit ich die zweimal pro Woche freibekam, um Mario zur Physiotherapie bringen zu können.

Natürlich gab es immer noch Kollegen, die sich ironisch über meinen verlängerten Mutterschutz äußerten oder die Meetings ausgerechnet auf Montag- oder Freitagnachmittag ansetzen mussten. Es gab Leute, die es einfach nicht kapierten, die es mit Absicht taten, die noch immer glaubten, in einem Chefposten läge die Glückseligkeit.

Ich teilte mich zwischen Büro und Mario auf. Mein Leben ging weiter, und ich hinterfragte nur wenige Dinge, die nicht mit meinem Sohn zu tun hatten. All unsere Bemühungen würden irgendwann Früchte tragen, da war ich sicher. Man durfte keine Mühen scheuen, man musste den Schmerz ertragen, und Mario würde es irgendwann besser gehen.

Ich hatte mich in einer schnell dahinbrausenden Kolonne aus Rechtfertigungen eingeordnet. Wäre ich nur einmal auf den Standstreifen gefahren, bin ich nicht sicher, ob ich es geschafft hätte, neu zu starten. Aber bei jeder Straße stößt man irgendwann auf einen Meilenstein, der anzeigt, wie viel man schon geschafft hat und wie viel noch vor einem liegt. Auch bei Geschichten ist das üblicherweise so: Irgendwann kommt der Punkt, an dem sich die Dinge ändern.

Auf unserem Meilenstein, auf den wir nach einer langen Zeit der Dunkelheit stießen, steht geschrieben: August 2012. Damals war der Stand der Dinge etwa folgendermaßen: Wir hatten uns in die Materie eingearbeitet und alles ausprobiert, was wir konnten. Wir wussten, dass es noch viel zu tun gab, wir hatten uns an die Wartezeiten und an die Mühe gewöhnt, und doch hatte sich nichts verändert. Zumindest nichts Konkretes.

Also entschieden wir im August 2012, etwas zu tun, was überhaupt nicht geplant war: Wir steckten Mario zum ersten Mal in ein Flugzeug und flogen über den Atlantik nach Amerika.

Der offizielle Grund der Reise waren berufliche Verpflichtungen, die Roberto bei Microsoft in Seattle eine Woche oder vielleicht etwas mehr beschäftigen sollten. Mario und ich wollten währenddessen ein paar Runden durch die Stadt drehen und danach im Hotel auf ihn warten. Außerdem lebte in Seattle auch Susanna, meine Freundin aus Unitagen in Bologna, mit dem kleinen Mattia. Sonst hatten wir nichts geplant. Auf diese Weise wollten wir uns etwas ablenken, wollten aus diesem Kreislauf falsch gelaufener Dinge und ergebnisloser Routine ausbrechen. Und atmen.

Wir rechtfertigten uns damit, dass Mario das zweite Lebensjahr noch nicht vollendet hatte, und wer wusste schon, ob man sich danach noch einmal drei Flugtickets zum vollen Preis würde leisten können?

Reisen war stets eine große Leidenschaft, die Roberto und mich verband. In gewisser Weise ist das Reisen der Schlüssel zu unserem gemeinsamen Leben, weil es uns einander näherbringt, indem wir uns von unseren Gewohnheiten entfernen. Gemeinsam haben wir die halbe Welt bereist: Afrika, Türkei, Nordamerika, Südamerika, Südostasien, Indien, China, Japan. Roberto sagt oft spaßeshalber, dass wir nur geheiratet haben, damit wir ein Anrecht auf Sonderurlaub bekamen und auf Hochzeitsreise nach Indien fahren konnten.

Die Reise nach Seattle war die erste, seit Mario auf der Welt war. Die erste von vielen Reisen, von denen wir dachten, sie nicht mehr unternehmen zu können, weil seine Gesundheit Vorrang hatte.

Wegzufahren war eine Bauchentscheidung gewesen, entstanden aus dem vagen Gefühl, einen Fehler begangen zu haben. Es handelte sich dabei noch nicht um eine konkrete Einsicht, aber das graue, stille Dahinleiden des vergangenen Jahres konnte doch nicht alles sein, was wir unserem Sohn bieten wollten! Damals hatten wir noch keine Vorstellung davon, wie sehr diese Reise alles verändern würde, für Mario und für uns.

Ich hatte in Seattle Kontakt zu zwei Verbänden aufgenommen, die sich mit »Hemi-kids« beschäftigten, wie man dort von Hemiplegie betroffene Kinder »liebevoll« nannte. Wie die Amerikaner mit ihren schönen Abkürzungen immer so komplexe Dinge ausdrücken können!

Über Facebook-Gruppen setzte ich mich mit einigen Müttern aus dem Nordwesten der USA in Verbindung. So lernten wir schließlich Anna kennen, ein siebenjähriges Mädchen, dessen Geschichte ähnlich war wie die unseres Sohnes.

Schon seit Marios ersten Lebensmonaten war es mein Wunsch gewesen, ein Kind zu treffen, das so war wie er, nur etwas älter. Um mir vorstellen zu können oder gar mit eigenen Augen zu sehen, wie sein Leben in zehn oder zwanzig Jahren aussehen würde. Würde er laufen können? Wie würde er sich bewegen? Würde er Sport treiben? Würde er den linken Arm überhaupt irgendwie benutzen? Wie würde er sich mit seinen Schulkameraden verstehen? Würden ihn die stärkeren Jungs auslachen? Wäre er glücklich oder enttäuscht über die Entscheidungen, die seine Eltern für ihn getroffen hatten?

Anna konnte mir nicht auf alle meine Fragen eine Antwort liefern, aber sie war ein wunderschönes, fröhliches Kind, das genauso gern spielte wie Mario. Sie hatte diese liebevolle Art, die größere Kinder oft im Umgang mit kleineren an den Tag legen, diesen Anflug von Mütterlichkeit und Hingabe.

Die Tage in Seattle verflogen in Windeseile. Mario und ich nahmen uns nach einem Spaziergang durch die Stadt Zeit zum Kuscheln und für Massagen auf dem großen Doppelbett, während wir auf Roberto warteten. Danach gingen wir zu dritt aus. Wir trafen uns mit Susanna, Jim oder Luca, Freunden aus einem früheren Leben. Seither schienen hundert Jahre vergangen zu sein, aber sie waren immer noch da und empfingen uns mit offenen Armen.

Einmal, an einem der letzten Tage in Seattle, war Roberto gerade erst ins Hotel gekommen. Es war ein regnerischer Tag, also lagen wir zu dritt auf dem Bett herum. Wir hatten uns bereits den Pyjama angezogen und spielten mit Mario, indem wir ihn kitzelten. Irgendwann erhob ich mich und ging an die Minibar, um mir eine Flasche Wasser zu holen. Als ich mich wieder zum Bett umdrehte, sah ich, wie Mario zwischen den Decken umherrollte. Wie ein Verrückter. Roberto sah ihm wortlos dabei zu und lachte nur. Mario machte eine kurze Pause und warf uns einen wachen Blick zu. Dann begann auch er zu lachen und rollte weiter auf dem Bett herum. Er war so glücklich, wie wir ihn noch nie gesehen hatten.

Er versuchte zu krabbeln, fiel hin, lachte und versuchte es noch einmal. Er machte einen Versuch zu springen und tat Dinge, die noch vor ein paar Tagen, an jedem anderen Ort, an dem er bisher gewesen war, undenkbar gewesen wären.

Die Spiegelneuronen? Roberto sagte oft, dass es sich dabei lediglich um gesunden Menschenverstand handelte, ich hingegen bestand darauf, dass etwas viel Wissenschaftlicheres dahinterstecken musste. Als ich Mario so beobachtete, wie er umherrollte, fühlte ich auf einmal, wie einfach alles war und dass wir die Lösung dauernd vor der Nase gehabt hatten. Es kam mir so vor, als registrierten die Spiegelneuronen nicht nur die Bewegung einer Hand, die sich von rechts nach links bewegte, sondern auch erloschene Gesichter, den nervösen Rhythmus der Bewegungen, die Angst, die wir unter schweren Pullovern versteckten oder mit einer Motorradfahrt auszulöschen versuchten. Als würden sie alles zurückwerfen, auch das Gegenteil dessen, was wir eigentlich wollten.

Indem wir in das Flugzeug nach Amerika stiegen, gaben wir uns die Chance, uns wieder als Menschen zu fühlen. So kurz davor, alles hinzuschmeißen, lernte ich wieder zu lachen. Und Mario lernte es mit uns.

Nach dem Erlebnis in Seattle konnten wir auf keinen Fall sofort heimfahren. Wir hatten das Gefühl, dass wir ein Zeitguthaben einlösen mussten. Also beschlossen wir, uns Richtung Süden zu begeben. Dort konnte ich ein paar Dinge für die Arbeit erledigen und gleich das eine oder andere Meeting bei Facebook und Google in Kalifornien absolvieren.

Wir nahmen uns einen Mietwagen und hatten das Gefühl, niemand könne uns mehr aufhalten.

Mario gefiel das Reisen. Früher hatte ich ihm immer gut

zureden müssen, dass wir bald da wären, oder mir irgendetwas Tolles ausdenken, das sich hinter jeder einzelnen Kurve befände, damit er ohne zu murren in seinem Kindersitz blieb. Jetzt hingegen gab es keine Aufregung und kein Weinen. Er saß nur brav auf seinem Platz und genoss den Lärm der Straße unter den Rädern unseres Autos oder schaute aus dem Fenster, wo sich Berglandschaften langsam in Ebenen und Meer verwandelten.

Als wir in Menlo Park ankamen, waren aus einem Kind zwei geworden. Roberto und Mario streiften gemeinsam auf dem Campus umher oder tollten auf den Sofas der Empfangsbereiche herum, während ich in Meetings war. Und dann diese Gebäude: riesig große, bunte Lampen, überdimensionale Gummibälle, rote Sitzecken, die für die Mitarbeiter zwangsläufig zu Treffpunkten werden. Außerdem gibt es dort Arztpraxen, Cafés, einen Pool und jede Menge Essen. Überall und zu jeder Zeit.

Aber all das war nichts im Vergleich zu dem Spektakel, das wir am 7. August, Robertos Geburtstag, erleben sollten. Es war das beste Geschenk, das er sich hätte wünschen können.

Mario, der zu diesem Zeitpunkt neunzehn Monate alt war, war noch nie gelaufen oder gekrabbelt. Die Art und Weise, wie er sich fortbewegte, nannten die Ärzte *bottom shuffling*, das heißt, er rutschte auf dem Popo sitzend über den Fußboden. An jenem besonderen Tag saß er auf einer Piazza des Campus auf dem Boden neben Roberto. Er schien nichts zu brauchen, also nahm ich mir einen Augenblick Zeit, um mit den Teilnehmern meines Meetings ein paar Worte zu wechseln. Zwischen einem Satz und dem nächsten warf ich den beiden einen Blick zu. Sie waren etwa fünf Meter von mir entfernt.

Doch plötzlich war etwas anders: Mario saß nicht mehr

auf dem Boden. Er war gerade dabei, sich auf seine Beine zu stellen. Mit der rechten Hand klammerte er sich an Robertos Hose, und mit dem rechten Fuß stemmte er sich in den Boden. Er hing praktisch an seinem Vater, der sich zu ihm umgedreht hatte und ihn jetzt wie versteinert von oben her anstarrte. Ich begann erst wieder zu atmen, als ich sah, wie er gerade auf beiden Beinen stand.

Mario hatte alles in die Waagschale geworfen, was an ihm stark und trainiert war. Und so war es ihm gelungen, auch die unbelebte Seite seines Körpers mitzureißen.

Zehn Sekunden lang. Dann, ebenso schwankend, wie er sich hochgezogen hatte, setzte er sich wieder auf den Boden. Die junge Frau, mit der ich mich eben unterhalten hatte, begriff gleich, dass in diesem Moment etwas Bedeutsames geschah. Es war, als wäre Mario auf dem Mond gelandet.

Es dauerte nicht lange, bis sich Robertos und mein Blick kreuzten. Es war wie in einem Spiegel.

Was war da in Seattle und später in Kalifornien passiert? Ganz einfach: Wir hatten uns entspannt. Es war uns gelungen, das Gute in uns wieder hervorzuholen. Wir hatten aufgehört, jenen Stimmen Gehör zu schenken, die sagten, dass wir alles falsch machten.

Ein Jahr nachdem wir die Funktionsweise der Spiegelneuronen kennengelernt hatten, war es uns in Seattle endlich gelungen, sie mit gesundem Menschenverstand zu betrachten und sie zu Marios Wohl einzusetzen. Denn jenseits aller Rehabilitationsübungen waren wir jetzt Marios Spiegel. Mit unserer Fröhlichkeit, unserer Leichtigkeit und unserer Begeisterung für das Leben. Mario erkannte, dass wir glücklich waren und nicht unter Druck standen und dass wir es endlich genossen, einen Sohn zu haben. Es war großartig.

Wir wussten, dass das Reisen ein Sinnbild unserer Beziehung war, unseres gemeinsamen Lebensprojekts. Das Reisen stand stellvertretend für alles, was wir mochten. Es war der Klebstoff für alles, was uns beide begeisterte, und auch in dieser Situation hatte es funktioniert: Wir hatten uns während dieser Reise wiedergefunden, und Mario muss das gespürt haben. Das Umfeld, die Stimmung, wie wir uns verhielten und wie wir ihn seine Dinge machen ließen: All das war seine Therapie. Die Übung selbst war dann nur noch die Zugabe.

Diese Reise nach Amerika zog einen Trennstrich durch unsere Geschichte, so wie Marios Geburt ihn durch unser Leben zog. Irgendwann trafen sich dann diese beiden Linien. Die Reise mit Mario gab uns das zurück, was wir vorher hatten. Nein, besser: Sie ließ uns wieder werden, wie wir waren, doch im selben Atemzug änderte sie auch das Konzept Reisen für uns.

Vor Mario war das Wichtige an einer Reise das Ziel. Wir entschieden, wohin und womit wir fahren und was wir uns dort ansehen wollten. Mit Mario ist alles eine Reise. Jeder Tag ist eine Reise. Manchmal fahren wir weiter fort, manchmal bleiben wir in der Nähe. Mailand zu durchqueren ist eine Reise, denn auch auf einer kurzen Autofahrt passieren Dinge, die für den Film der Erinnerungen aufgezeichnet werden müssten.

Einige Zeit später, im Sommer 2013, reisten wir im Auto nach Dänemark. Es ist anders als mit dem Flugzeug, wo du Start und Zielpunkt, Zeitpunkt der Abreise und der Ankunft kennst. Eine Reise im Auto braucht so lange, wie sie eben braucht.

Wir fuhren täglich vier Stunden. Stückchenweise bewegten wir uns weiter, und unser zwei Jahre und ein paar Monate alter Reiseleiter zeigte uns alles, wie er es mit seinen Augen sah: Ebenen, Plätze, Kirchen, Straßen. Es war ein einzigartiges Erlebnis. Auch Assistentin Gina war mit an Bord, ein Musterbeispiel von Tiertherapie.

Natürlich muss man nicht nach Amerika oder Dänemark fahren, um die Spiegelneuronen anzuregen. Wir mussten lediglich den Mechanismus mit dem verknüpfen, was wir lieben. Nur so konnten wir Mario Selbstvertrauen schenken, mit ihm spielen und lachen, ohne ihm etwas vorzuspielen. Wir genossen diese neue Situation.

Es gab auch noch weitere »Reisen«, die für uns und Mario wichtig waren. Erlebnisse, die zu Meilensteinen der Geschichte unseres Sohnes wurden und ganz unterschiedliche Namen, Gesichter und Eigenschaften trugen: ein Reha-Zentrum, das kein Krankenhaus ist, sondern ein heiterer Ort; ein indischer Wissenschaftler, der überzeugt ist, dass Kinder ohne Lehrer besser lernen; eine von den Trainern der chinesischen Olympiamannschaft entwickelte Methode; eine Konferenz, die die längsten sechs Minuten der Welt dauerte. Großartige Begebenheiten, die es wert sind, erzählt zu werden.

7
Wenn die Dinge sich verändern

»In fünfzehn Jahren läuft Mario einen Marathon«, sagte ich eines Tages zu Roberto.

»Und da du eine ängstliche Mutter bist, folgst du ihm mit dem Fahrrad. Mit ein wenig Abstand, damit er dich nicht bemerkt. Ich hingegen schere mich nicht darum und fahre ihm mit dem Motorrad hinterher«, sagte er lachend.

Wir lachten, wie man eben über eine schöne Vorstellung lacht oder über eine aufregende Fantasterei, die sich vielleicht nie verwirklichen wird. Und selbst wenn, wird es nie genauso sein, wie man sie sich im Kopf ausgemalt hat. Jedenfalls tat uns bereits der Gedanke an diese Bilder richtig gut, wir konnten sie fast vor uns sehen, ein bisschen milchig, weit weg, in einer ungewissen Zukunft. Aber es war schön, sie vor Augen zu haben.

Wir konnten also über die Vorstellung von Mario bei einem Marathon lachen, vielleicht auch deshalb, weil wir überspielen wollten, dass wir schon fast begannen, daran zu glauben. Denn auch für uns war nun eine Zeit gekommen, in der plötzlich alle Lichter angingen und die Dinge sich änderten.

Ein ganzes Jahr lang waren wir ziellos vor uns hingestolpert. Wir bewegten uns täglich weiter, ohne große Erschütterungen, immer mit gesenktem Kopf. Wir ließen die Ereignisse einfach über uns ergehen, ohne klare Vorstellung, wohin wir gingen. Wir taten Dinge, weil jemand uns sagte, dass wir sie tun sollten. Auch bei den Übungen mit dem Bleistift, die wir immer mit großer Disziplin und Regelmäßigkeit durchführten, sandten wir nur wenige ermutigende Signale aus.

Nach unserer Reise nach Seattle und Kalifornien schienen wir auf einmal zu wissen, wohin wir wollten. Irgendetwas war danach anders. Nicht das Umfeld oder irgendein therapeutischer Erfolg, noch nicht: *Wir* hatten uns verändert. Ausgerechnet in dem Moment, als wir nichts dafür taten, unseren Sohn zu reparieren oder zu korrigieren. Ausgerechnet als wir uns auf andere Dinge konzentrierten, wobei die Dinge so »anders« gar nicht waren.

Wir hatten uns ein wenig entspannt, den Stress reduziert und uns ein Stück Normalität zurückgeholt. Als wir wieder in Italien waren, verbrachten wir einige Wochenenden am Meer, danach verreisten wir wieder und erledigten ein paar Jobangelegenheiten, die nicht so weit weg von zu Hause stattfinden mussten. Andere Eltern brachten ihre Kinder zum Klavierunterricht und zum Judo, wir gingen mit Mario zur Physiotherapie. Alles gut.

Diese Normalität war auch eine gute Ausgangslage, um einige Puzzlestücke zusammenzufügen. Um sich wieder einzulesen, sein Wissen zu vertiefen und sich ein paar tief greifende Fragen zu stellen. Um der Sache wirklich auf den Grund zu gehen.

Wenige Monate nach unserer Rückkehr aus den Vereinigten Staaten machte Mario seine ersten Schritte. Wir waren eines Abends in einem Restaurant, das Freunde von uns betrieben, in der *Osteria della Pasta e Fagioli* in Mailand. Als wir uns zum Gehen erhoben, nahm Roberto Mario auf den Arm und ging vor mir zur Kasse. Ich hatte sie beinahe eingeholt, da beugte sich Roberto hinunter und stellte Mario auf den Boden. Er half ihm dabei, sich auf den Beinen zu halten, und ging dann einige Meter weiter. Wir befanden uns an einem sicheren Ort, unter Menschen, die uns kannten und mochten. Leise sagte ich zu ihm: »Mario, komm zu mir.«

Falls er es schaffte, wollte ich keinesfalls, dass er die Angst in meinem Gesicht lesen konnte. Mario setzte einen Fuß vor den anderen und bewegte sich langsam auf mich zu. Bei jedem Schritt sprach ich ihm Mut zu.

»Bravo!«

Diesmal schaffte er es bis zu mir, exakt viereinhalb Schritte. Ich schloss ihn in die Arme, und er überschüttete mich mit seinem Lachen.

In dieser Zeit lachten wir viel. Wir führten enthusiastische Gespräche über Marios Fortschritte und darüber, wie wir einen weiteren Entwicklungsschub erreichen konnten.

Damals, im August 2012, fanden die Olympischen Spiele in London statt. Eines Tages lasen wir einen Zeitungsartikel, in dem es um die chinesischen Trainer und ihre Methoden ging. Nicht so sehr um die technischen Aspekte, sondern um die mentalen. Um die Art, ein Ergebnis zu interpretieren, den Weg, wie man dorthin gelangen konnte, und die Wichtigkeit des Fehlermachens. Es handelte sich dabei nicht um etwas Revolutionäres, aber für uns setzte dieser Artikel alles in ein neues Licht, das uns dazu brachte, unsere Sichtweise zu ändern.

Roberto und ich sind beide in einer Unternehmenskultur groß geworden, die uns lehrte, immer eine Schwachstelle zu suchen. Jedes Mal, wenn wir unsere berufliche Eignung oder einen nächsten Karriereschritt auf die Probe stellen, suchen wir nicht nach dem, was wir gut machen, sondern nach dem, was wir nicht können. Wir wollen unsere Schwachpunkte korrigieren, streben vergeblich nach Perfektion.

Die Trainer der Chinesen machen das genaue Gegenteil:

Sie suchen nach den Stärken ihrer Athleten, legen darauf den Schwerpunkt und führen sie so zur Spitze. Sie richten den Fokus nicht auf das, was nicht funktioniert, sondern entwickeln das bereits Vorhandene weiter, bis etwas Außergewöhnliches daraus entsteht.

Die Zauberformel hieß Fehler machen. Sie nahmen Defizite nicht als solche wahr, sondern als Chance, etwas zu lernen. Als Ressource, die man akzeptiert, statt als Schuldzuweisung, die man von sich wegschiebt.

Um die Einfachheit dieses Prinzips zu veranschaulichen, verglich man das Verhalten von Kindern und Erwachsenen, die lernen, wie man mit einem Computer umgeht. Im Normalfall tendieren Erwachsene dazu, Wort für Wort der Gebrauchsanweisung zu folgen. Wenn ich auch nur ein Wort übersehe, drehe ich durch, lautet die Hauptsorge. Ein Kind hingegen drückt eine Taste. Es probiert aus. Wenn der Computer dann »Fehler« anzeigt, wählt es eine andere Taste. Wieder ein »Fehler«? Neue Taste. Es ist ein Spiel, es macht Spaß.

Erwachsene sind da anders. Denn auch wenn sie der Versuchung widerstehen können, den Computer zum Fenster hinauszuwerfen oder eine sozioanthropologische Antitheorie der Moderne zu entwickeln, ist es doch, als stünde dort auf dem Bildschirm in großen Lettern geschrieben: »Du bist dumm.«

Verstünden es auch die Erwachsenen, Fehler als Aufforderung zu begreifen, einen anderen Weg einzuschlagen, wären sie in der Lage, sich diese typisch kindliche Gabe zu erhalten. Die Fähigkeit zu lernen. Und sich dadurch zu verändern.

Denken Sie nur an die Menschen, die wir als Helden unserer Zeit betrachten – Steve Jobs, Bill Gates und viele andere. Gerade sie mussten auf ihrem Weg viele Niederlagen einstecken. Sie wurden aus ihren Unternehmen geworfen, mehrere Male sah es für sie alles andere als rosig aus. Einige haben das Studium abgebrochen oder ziemlich unorthodoxe Berufe ausgeübt. Diese Menschen, die wir bewundern, sind Männer und Frauen, die oft gescheitert sind, aber die genauso oft wieder aufgestanden sind.

Kinder sind dazu fähig, ihre Niederlagen für sich zu nutzen. Sie nutzen ihre speziellen Ressourcen – Neugierde, die Fähigkeit, zu suchen und zu lernen, Instinkt –, anstatt sich im Nichtkönnen zu verstricken.

Die chinesischen Trainer, die dieser Artikel vorstellte, gingen von einem wichtigen Grundsatz aus: Fehler, Mängel und Schwächen akzeptieren, Stärken ausfindig machen und weiterentwickeln, bis daraus Exzellenz entsteht. Defizite als Gelegenheit verstehen, sich zu verbessern. Den Blick auf das Gute richten, etwas Außergewöhnliches daraus machen und den Fehler korrigieren.

Für Roberto und mich war diese Einsicht wie ein neues Weltbild. Es bedeutete das genaue Gegenteil der *Constraint therapy*: die Aufmerksamkeit nicht mehr auf Marios linke Hand, auf seinen linken Fuß richten, nicht mehr auf das, was nicht gut an ihm war. Stattdessen das sehen, was gut war, und es bestmöglich fördern. Das war der Weg.

Die Konsequenz war, dass wir in dieser Phase, in der Mario dabei war, die Welt zu entdecken, nicht nur mit der Therapie der betroffenen Seite fortfahren, sondern jetzt ganz besonders die rechte Seite fördern wollten.

Wir begannen also, die wichtigsten Erkenntnisse zusammenzufügen: das positive Umfeld, in dem Mario sich bewegte, seine Fröhlichkeit, seine Freundlichkeit und Neugierde, die Leichtigkeit, mit der er Kontakte knüpfte, seine Musikalität, die rechte Gehirnhälfte ganz allgemein. Seine gesunde Seite konnte also damit beginnen, die schwache mitzuziehen und weiterzuentwickeln.

Es war paradox: Erst jetzt entdeckten wir die zweite Hälfte unseres Sohnes, nämlich jene, die bereits funktionierte und die wir bisher für selbstverständlich gehalten hatten, weil wir so fixiert darauf waren, die andere Hälfte zu reparieren. Es war, als grämte man sich über ein Brandloch in einem Autositz, obwohl der Wagen immer noch tadellos fährt und einen ans Ziel bringt. Als vergäße man das, was man unmittelbar vor der Nase hat, weil man unermüdlich nach dem sucht, was fehlt.

Der Zeitungsartikel endete mit einem Konzept, das – auch wenn wir es da noch nicht wussten – zu unserem Lebensmotto, zu unserer Philosophie werden sollte: Begreife das, was du hast, als Geschenk. Und das, was dir fehlt, als eine Möglichkeit.

Es war revolutionär, auch im Hinblick auf die Therapiemodelle, die wir bisher kennengelernt hatten. Sie waren allesamt auf das ausgerichtet, was nicht funktionierte. Das Wissen um dieses Konzept führte uns die Szene, wie Mario sich vor wenigen Wochen in Kalifornien das erste Mal aufgerichtet hatte, in Zeitlupe noch einmal vor unser geistiges Auge: die rechte Hand, die sich an das Hosenbein seines Vaters klammerte, das rechte Bein, das sich in den Fußboden stemmte, während seine gesamte linke Seite nachfolgte.

Mario hatte schon vor uns verstanden, dass seine rechte Hälfte stark genug war, um sein Ziel zu erreichen: »Ich arbeite einfach für dich mit«, sagt die eine zur anderen Hälfte. Es war die Besteigung des Mount Everest, die Mondlandung und die Entdeckung des Paradieses auf einmal. Und all das nur dank des Vertrauens, das er in seine Stärken setzte.

Wir hatten eine Lektion gelernt, die für jeden einzelnen Augenblick im Leben gilt, entgegen allen Klagen, aller Meckerei und dem herrschenden Trend zur Schwarzmalerei. Die logische Folge daraus ist, dass man damit aufhört, immer etwas hinzufügen zu wollen, wo etwas fehlt. Aus Angst, jemand könnte bemerken, dass etwas fehlt. Stattdessen beginnt man, Druck, Stress und vor allem Hindernisse abzubauen, und besinnt sich auf das, was man hat und was man gut kann. Auf die wertvollsten, verlässlichsten Ressourcen, die man hat. Und man bemüht sich, sie so sinnvoll wie möglich einzusetzen.

Welchen Sinn hatte es, Marios Einschränkungen verbergen zu wollen, wenn seine Realität sich so grundlegend von der anderer Kinder unterschied? Unser Sohn wusste nicht, dass er ein Problem hatte, seine rechte Gehirnhälfte war von Geburt an zu 40 Prozent unbrauchbar. Aber was für uns eine verminderte Welt bedeutete, war für ihn von Anfang an normal. Wie jemand, der von Geburt an blind ist und niemals normal sehen wird, seine anderen Sinne, die gut ausgebildet sind, zu wahren Höchstleistungen schärfen kann. Wenn wir weiterhin versucht hätten, unseren Sohn zu »reparieren«, hätte er vielleicht eines Tages, wenn er vor dem Spiegel steht, den Eindruck gehabt, nur die Hälfte seiner selbst zu sehen. Ein Kind, das meint, nur ein halber Mensch zu sein, ist unendlich schlimmer dran als eines, das ab und zu das Gleichgewicht verliert.

Von diesem Augenblick an strichen wir das Wort »reparieren« aus unserem Sprachgebrauch.

Zur gleichen Zeit erlebten wir noch ein zweites Erdbeben. Ausgelöst hatte es ein indischer Wissenschaftler mit einem klingenden Namen: Sugata Mitra. Wir stießen in einem TED-Video auf ihn. Das Beben war vielleicht nicht so dramatisch wie das mit den chinesischen Trainern – obwohl es unserer Entscheidung eine wissenschaftliche Basis gab –, aber es bereitete den Boden für eine weitere Überlegung, die sich als ebenso wegweisend herausstellen sollte.

Mario geht seit seinem siebenten Lebensmonat in die Krippe. Wir haben diese Entscheidung getroffen, ohne sie theoretisch untermauern zu können, weil wir uns auf seine Kontaktfreudigkeit verließen. Eine protektionistische, gluckenhafte Haltung, die sagt: »Ich lasse ihn nicht zu anderen Leuten, das würde ihm nur schaden, ich sorge schon für seinen Schutz!«, schien uns nicht der richtige Weg zu sein. Ganz im Gegenteil: Wir dachten, dass es für ihn ein Vorteil wäre, mit anderen Kindern zusammen zu sein.

Und durch Sugata Mitra verstanden wir auch, warum.

Im Rahmen eines Projektes, das *School in the Cloud* heißt, stellte der indische Forscher einigen sechs- bis siebenjährigen Kindern Computer zur Verfügung. Und zwar Kindern, die nicht in den blitzblanken Vierteln unserer Großstadtzentren wohnen, sondern in bettelarmen indischen Slums, unter für uns kaum vorstellbaren Lebensbedingungen. Mitras Ziel dabei war, die Lernfortschritte dieser Kinder zu beobachten, die ausschließlich aus dem Internet und voneinander lernten, ohne Lehrer. So konnte er zeigen, dass Kinder blitzschnell voneinander lernen. Und auf ganz andere Weise, nämlich, indem sie sich gegenseitig helfen und an jedem Thema Spaß haben: von Englisch über Internetnutzung und Musik bis hin zu den Grundlagen der Biogenetik. Ein Stimmerkennungsprogramm zwang die Kinder sogar dazu, ihre Aussprache zu verbessern, damit der Computer sie verstehen konnte.

All das erforderte einen völlig neuen Ansatz der Lehrkräfte, die bei dem Projekt zwar anwesend waren, sich aber darauf beschränkten, den Kindern Tipps zu geben und interessante Fragestellungen vorzuschlagen, um sie dann bei der experimentellen Suche nach Antworten sich selbst zu überlassen. Manchmal kamen die Kinder mit Fragen auf sie zu, wollten mehr Informationen oder Geschichten hören. Erst dann kam es zu herkömmlichen Unterrichtssituationen.

In Indien und England verlief parallel an einigen Orten ein zweites Projekt mit dem Titel SOLE *(Self Organized Learning Environment).* Sugata Mitra verknüpfte die beiden Projekte, indem er einige ältere Damen aus England engagierte, via Skype als »Omis« zu fungieren und die Kinder im richtigen Moment zu ermutigen.

Technologie, Pädagogik und Erziehungswissenschaft also, alles verpackt in einem Projekt, das scheinbar eigens für uns entwickelt worden war und das uns zu folgender Überlegung anregte: Kinder werden von Erwachsenen, Eltern, Verwandten und Lehrern konditioniert, aber in ihrem alltäglichen Verhalten lernen sie sehr viel mehr von anderen Kindern. Später sollten wir erkennen, dass auch dieser Effekt den Spiegelneuronen geschuldet ist.

Wenn ich jemanden tanzen sehe, aktivieren sich in meinem Gehirn als Nichttänzerin etwa halb so viele Neuronen wie im Gehirn einer Tänzerin, die eine andere Tänzerin beobachtet. Denn zwei Tänzerinnen besitzen relativ ähnliche Darstellungsschemata, und folglich sind auch Gedanken, Verarbeitungs- und Lernprozesse, Erinnerungsvermögen, Sprache und Kommunikationsweisen ähnlich. Außerdem sollten wir aus einem Experiment von Rizzolatti auch noch lernen, dass ein Balletttänzer einen starken *Mirroring-Effekt* hat, wenn er einen zweiten Balletttänzer sieht, während für einen Sambatänzer dieser Effekt nur bei einem anderen Sambatänzer eintritt.

Ein weiteres Experiment dreht sich um Kinder. Es besagt, dass ein sehr kleines Kind, das noch nicht laufen, sondern nur krabbeln kann, nicht reagiert, wenn es ein Kind sieht, das schon gut laufen kann. Sieht es dagegen ein Kind, das beim Laufen Schwierigkeiten hat, zeigt es eine deutliche Reaktion. Auf ein Kind, das schon laufen kann, wird es erst im Alter von elf bis zwölf Monaten deutlich reagieren. Das bedeutet, wenn jemand etwas schon gelernt hat oder eben dabei ist, es zu lernen, erkennt es eine Handlung wieder.

Die Arbeit des italienischen Forschers lässt sich in die Debatte darüber einordnen, ob Spiegelneuronen angeboren oder anerzogen sind, aber in unserem Fall bedeutete sie einfach nur einen unendlich großen neuen Horizont, den es zu erkunden galt.

Ein Kind besitzt nicht die Kommunikationsfähigkeiten eines Erwachsenen. Natürlich lernt es aus der Beobachtung, aber es ist nicht in der Lage, das, was es sieht, zu wiederholen, weil es noch nicht die Ausdrucksmöglichkeiten oder den Wortschatz eines Erwachsenen hat. Seine Fähigkeit, das Gesehene zu verstehen, ist eingeschränkt, so wie auch die Möglichkeiten, über das Gesehene nachzudenken und daraus zu lernen. Steckt man jedoch ein Kind in eine Gruppe von Kindern, die ein wenig älter sind, beflügelt das seinen Lernprozess. Das ist wohl auch der Grund, warum die zweiten und dritten Geschwister beziehungsweise Kinder, die viel Zeit mit älteren Cousins oder Freunden verbringen, üblicherweise ein wenig schneller in ihrer Entwicklung sind. Abgesehen davon, dass die eigenen Eltern schon mehr Erfahrung mit Kindern haben und sich weniger streng, gelassener und stressfreier geben, können die Kinder aus einem viel unmittelbareren Erfahrungsschatz schöpfen. Sie lernen von glaubwürdigeren, also nützlicheren Vorbildern, als Erwachsene es je sein könnten.

Darum war die Entscheidung, Mario so früh in die Krippe zu geben, für uns ganz wichtig. Schon ganz bald kam er so mit Vorbildern in Kontakt, die ihm sehr ähnlich waren, die aber schon ein bisschen mehr Erfahrung gesammelt hatten und bessere motorische Fähigkeiten besaßen als er. Von ihnen lernte er verschiedene Strategien, wie er etwas erreichen konnte.

Wir wurden oft von Freunden und Bekannten oder sogar von Ärzten gefragt, ob Mario in die Krippe ginge, aber aus ihrem Blick war klar, welche Antwort sie sich erwarteten: »Natürlich nicht!« Wenn wir Ja sagten, rissen sie erstaunt die Augen auf oder fragten uns, warum wir diese Mühe unbedingt auf uns nehmen wollten. Gelegentlich sagten sie es auch in einem Ton, der heißen sollte: »Warum tut ihr euch das an, behaltet ihn doch zu Hause. Er ist noch zu klein, kümmert euch doch selbst um ihn.« Nachdem wir von Sugata Mitra die Bestätigung für unser Handeln bekommen hatten, antworteten wir nur noch, dass wir den indischen Ansatz bevorzugten. Das musste als Antwort ausreichen.

Die Spiegelneuronen, der Ansatz der chinesischen Trainer – »Betrachte das, was du hast, als Geschenk« – und die Methode von Sugata Mitra hatten uns bei der Entscheidung geholfen, wie wir uns verhalten sollten. Sie waren die Eckpfeiler, auf denen all unsere zukünftigen Entscheidungen basieren sollten, die wissenschaftlichen und nicht wissenschaftlichen Fundamente, denen wir es verdankten, wieder daran glauben zu können, dass einige unserer Träume sich von Utopie in konkrete Projekte verwandeln könnten.

Damals erinnerten wir uns noch einmal an die positive Wirkung des Reisens: Wenn wir nicht beschlossen hätten, mit Mario nach Amerika zu fahren und ihn in all das eintauchen zu lassen, was uns gefiel, ihn mit netten Menschen zusammenzubringen, ihn Dinge machen zu lassen, die ganz weit weg von dem sind, was er kennt – vielleicht hätten wir das, was danach geschah, niemals verstanden.

Heute besteht unser Traum darin, dass Mario unter vielen anderen Kindern sein kann. Auch unter anderen *hemikids*, die vielleicht ein oder zwei Jahre älter sind als er und im Idealfall am anderen Ende der Welt leben. In England und Holland werden zum Beispiel Sommercamps für diese Kinder veranstaltet, und eines Tages möchten wir ihn dort anmelden. Auch auf technologischem Wege kann er Zeit mit anderen verbringen. Er kann Spiele spielen wie das mit den virtuellen Seifenblasen (dazu später mehr). Oder er kann gemeinsam mit einem anderen ähnlichen Kind, das sich irgendwo weit weg auf der Welt befindet, etwas lernen.

Heute wissen wir, dass Träume keine reine Abstraktion sind, sondern dass sie manchmal eine Inspiration für die Wirklichkeit sein können. Wie Spiele, die einerseits zerstreuen, unterhalten und Leichtigkeit vermitteln, aber auf der anderen Seite einen höchst ernst zu nehmenden Einsatz des menschlichen Erfindungsreichtums erfordern.

Die Überlegungen zu der Bedeutung des Spielerischen für ein dreijähriges Kind mögen hier vielleicht allzu offensichtlich erscheinen. Vielleicht verlangen sie auch einen wissenschaftlicheren Kontext. Doch das Spielen hat in Marios Geschichte eine so große Bedeutung, dass ich einige Worte darüber verlieren möchte.

In der Krippe spielt Mario mit Karim, einem etwas größeren dunkelhäutigen Jungen, mit Alice, die für ihn wie eine große Schwester ist, und mit Francesca, der er absolut hörig ist. Im Physiotherapiezentrum spielt er mit einer Therapeutin, die alles hat, was Mario gefällt: Sie ist hübsch, sie lässt ihn spielen, versteht es aber trotzdem, ihn zu »zähmen«, seine Aufmerksamkeit also auf die Ziele des Therapieansatzes zu lenken.

Wie für jedes Kind ist auch für Mario jeder Augenblick des Tages ein Spiel: Das gilt, wenn er morgens die Augen öffnet und nach seinem Frühstück verlangt. Das gilt aber auch, wenn wir einen Fahrradausflug auf die wunderschöne Piazza Gae Aulenti in Mailand machen, wo wir manchmal mitten durch den Brunnen waten. Das Spiel besteht darin, dass wir es ein wenig heimlich tun, weil es eigentlich nicht erlaubt ist. Doch wir hoffen, dass man bei diesem Regelverstoß Gnade vor Recht ergehen lässt.

Nach dem Abendessen spielen wir mit Peppa Pig, Pinocchio, Leo Lausemaus oder anderen Figuren und denken uns Geschichten aus, in denen er, Mario Maus, die Hauptrolle spielt. Oder eine Geschichte weicht plötzlich vom Original ab und wird zur Geschichte von Mario und Gina, unserer Hündin mit der Engelsgeduld, die für unseren Sohn einerseits eine Freundin ist und andererseits ein Spielzeug, das man piesacken kann. Oft trägt die Fantasie uns erst mit der Vespa hinunter zu den Großeltern in die Marken, dann nach Amerika und weiter auf den Mond. Ich weiß nicht genau, ob das pädagogisch wertvoll ist, aber uns gefällt es und Mario auch. Und ich glaube, deshalb funktioniert es auch.

Spiele sind außerordentlich wirksame therapeutische Mittel. Im Krankenhaus San Paolo zum Beispiel bekommen leukämiekranke Kinder Masken von Spiderman und Superman aufgesetzt, und die Ärzte erzählen ihnen, dass sie durch den Tropf ihre Superkräfte erlangen. Wenn Mario Blutabnahmen über sich ergehen lassen muss, schnallen auch Roberto und ich uns einen Venenstauer um den Arm, und einmal kam sogar eine Krankenschwester mit einer Riesenspritze für Pferde an, die bei Mario einen nicht enden wollenden Lachanfall auslöste.

Eines Tages erzählte uns ein Freund, der als Sportlehrer arbeitete, dass er eine Methode erfunden hat, um das Bauchmuskeltraining unterhaltsamer zu gestalten. Wenn man zwei Reihen von Kindern einander gegenüberstellt, erklärte er uns, und sie »Fang die Fahne« spielen lässt, kann man viel leichter ihre Schnelligkeit, Reaktion und Geschwindigkeitswechsel trainieren. Und wenn man einen Ball nimmt und irgendwelche Spielregeln dazu aufstellt, können mit einfachen Mitteln Kraft, Ausdauer und andere Fähigkeiten geschult werden. Bei den Bauchmuskeln ist es aber schwierig, spielerisch zu trainieren. Also verteilte unser Freund eines Tages im Fitnessraum einige Filzstifte an die Kinder und bildete Paare. Einer musste dann den Stift zwischen die Füße klemmen und im Liegen Wörter in die Luft schreiben, die der andere erraten musste. Bei diesem Spiel waren sie gezwungen, die Bauchmuskeln anzuspannen, aber es machte so viel Spaß, dass dadurch ein anderes Problem entstand: Den ganzen nächsten Tag litten sie an einem höllischen Muskelkater.

Roberto und ich haben pausenlos alle Antennen ausgefahren, und so holen wir uns unsere Anregungen für die Spiele mit Mario heute aus dem Internet, aus Zeitungen, aus Gesprächen oder erfinden sie einfach selbst. Dabei ist immer das Ziel, irgendeinen Nutzen in das Spiel mit einzubauen.

Spielen ist alles. Und man kann es überall machen.

Ein Beispiel: das Problem »Supination«, also die Auswärtsdrehung des linken Unterarms. Wir kleben einen Kaugummi unter den Tisch und bitten Mario: »Sei so lieb und nimm doch den Kaugummi da unter dem Tisch weg.« Dazu muss er aber seinen Arm nach außen drehen, und ganz langsam macht er, worum wir ihn gebeten haben.

Problemstellung »kleine Hand«: So nennt Mario seine Linke, wobei er »klein« im Sinne einer verminderten Kraft versteht und für ihn die Hand dadurch logischerweise auf Hilfe angewiesen ist. Bei uns hat jede Gliedmaße einen Namen: »Manistra«, das sich aus *mano*, dem italienischen Wort für Hand, und *sinistro*, links, zusammensetzt, »Manestra« *(mano, destro)* für die rechte Hand, »Pedistra« *(piede, sinistro)* und schließlich »Pedestro« *(piede, destro)* für den rechten Fuß. Die Namen scheinen Mario dabei zu helfen, sich dieser Ressourcen bewusst zu werden. Zu wissen, dass er diese Körperteile tatsächlich besitzt. Die »kleine« Hand ist also lediglich ein wenig schwächer, aber sie ist da, es gibt sie, obwohl sie nicht so kräftig ist und Unterstützung von der rechten braucht. Dennoch kann sie einen wichtigen Beitrag leisten, wenn sie gebraucht wird.

Problemstellung »die Handfläche öffnen«: In dem Hotel in Seattle hatte Mario gesehen, wie Roberto auf dem Bett Purzelbäume machte, und er wollte das auch lernen. Da zeigte ihm Roberto, dass es wichtig war, die Handflächen ganz aufzumachen, damit es gut funktionierte. Und Sie sollten ihn sehen, wie er die linke Handfläche öffnet, wenn er Purzelbäume schlägt. Es ist immer die gleiche Bewegung, aber der Ansporn ist hier einfach ein ganz anderer, als wenn die Physiotherapeutin sagt: »Öffne die Hand ganz weit.«

Problemstellung Beidhändigkeit: Als man Mario diese großen Bälle zeigte und ihn anspornte, sie doch mit beiden Händen zu greifen, war nichts zu machen. Aber beim Jovanottikonzert begann er, wie ein Wilder zu tanzen, weil er verrückt nach Musik ist, und wenn man tanzt, bewegt man beide Arme. Auch beim Applaudieren kommt die schwache Hand zum Einsatz, selbst wenn man es nicht bemerkt. Zu Hause tanzt Mario viel und spielt Trommel. Und wir sind außer uns vor Freude, wenn wir ihn bei seinen Jamsessions beobachten (unsere Nachbarn vielleicht weniger). Saturnino meint, dass man mit einer Hand höchstens Glockenspiel spielen kann, aber er wollte sich überlegen, wie Mario vielleicht Synthesizer spielen könnte.

Als Mario kürzlich an einem grauenvollen Julitag einen epileptischen Anfall erlitt, hatte Roberto in der Hektik des Notfalls vergessen, das Licht seines Motorrades auszuschalten. Er hatte es vor dem Krankenhaus geparkt, in das der Krankenwagen unseren Sohn gebracht hatte. Und irgendwann war die Batterie leer. Als wir am Abend heimkamen und sich die Wogen etwas geglättet hatten, machte sich Roberto auf den Weg, um das Motorrad zu holen: eine halbe Tonne Blech, die er fünf Kilometer weit schieben musste. Als er wiederkam und Mario ihn völlig durchgeschwitzt sah, fragte er, was ihm passiert sei.

»Wie würdet ihr ein Motorrad schieben?«, fragte er uns. »Denn wenn man es vorwärtsschiebt, wie es auf den ersten Blick am sinnvollsten erscheint, fällt man vor Anstrengung um. Heute habe ich gelernt, dass es rückwärts besser geht, es ist viel leichter. Ein paar Leute haben mich erst ausgelacht, aber jetzt habe ich es ihnen erklärt.« Da brach Mario in einen Sturm der Begeisterung aus, »Bravo, Papa!«, und schenkte ihm Applaus und ein breites Lachen.

Am darauffolgenden Tag fuhren wir dieselbe Strecke mit dem Fahrrad ab, und bei jeder Etappe der Geschichte erntete ich weiteren Applaus, wieder zweihändige Übungen, die ganz spontan und nicht durch aufreibende Aufforderungen zustande kamen.

Problemstellung »Seifenblasen«, diesmal die echten (mit den virtuellen beschäftigen wir uns später): Für Seifenblasen muss man sowohl den Kopf als auch die Hände ordentlich anstrengen. Man muss mit einer Hand den Ring, durch den man bläst, ruhig halten und mit der anderen den Behälter mit dem Seifenwasser. Wenn man es ausschüttet, gibt es keine Seifenblasen mehr. Mario versucht es, er ist ja neugierig, und wenn es ihm nicht gelingt, bittet er um Hilfe. Es rührt mich fast zu Tränen, wenn ich ihn dabei beobachte. Gelegentlich wird er natürlich auch wütend, aber die ersten paar Male war er einfach frustriert, dass er solche Dinge nicht konnte. Es geht dabei ja nicht nur um motorische Probleme, auch verschiedene andere Aspekte spielen hier hinein: Kognition, Sprache, Zusammenhänge erkennen und viele andere Stimuli, die ihm dabei geholfen haben, eine große Neugierde für das zu entwickeln, was das Leben zu bieten hat. Auf diese Weise konnte Mario immer an die Grenzen seiner Beweglichkeit gehen und sein Durchhaltevermögen trainieren. Den Großteil der Arbeit hat er ganz allein geleistet.

Problemstellung »Angst vor der Dunkelheit«: Hier benutzen wir den begehbaren Schrank bei uns zu Hause, in den wir drei erfundene Figuren gesteckt haben, Herrn Dunkel, Frau Dunkel und das kleine Dunkelchen. Der Vater ist ziemlich griesgrämig, schimpft dauernd mit allen und hat eine Furcht einflößende Stimme, sogar wenn er lacht: »AH-HA-HA-HA!« Die Mutter kocht immer. Und sie redet so komisch, dass man lachen muss. Sie kommt aus Bologna, also macht sie oft Tortellini. Und dann ist da noch Dunkelchen, ein Vierzehnjähriger, der seine Eltern an den Rand des Wahnsinns treibt, indem er unanständige Wörter sagt, sich mit den Freunden prügelt und auf dem Hinterrad seiner Vespa die Hügel von Bologna unsicher macht. Wir haben stundenlang mit der Familie Dunkel geplaudert, und jetzt öffnet Mario den Schrank und fragt: »Herr Dunkel, bist du da?«

Heute ist fast alles, was wir Mario vorschlagen, Teil eines Spiels, und vielleicht wird das auch immer so bleiben, wer weiß. Eines Tages wenden wir vielleicht auch den Karate-Kid-Ansatz an: auftragen – polieren – auftragen. Der Junge in dem Film damals musste so lange sinnlose Bewegungen ausführen, bis er Automatismen entwickelt hatte, die ihm später im Kampf nützen sollten. Das sind die Grundlagen jedes Sports.

Jugendliche brauchen andere Arten der Motivation. Wenn Mario vierzehn ist, werden wir vielleicht mit anderen Mitteln arbeiten. Und wenn er sieben oder acht Jahre ist, planen wir womöglich sogar ein paar Monate *Constraint therapy* ein. Aber bis es so weit ist, müssen wir ihn erst die funktionierende Seite seines Körpers auskosten lassen, und das Spiel ist der Schlüssel dazu. Sogar die Augenärzte sprechen vom »Piratenpflaster«, wenn sie Kindern zur Behandlung einer Augenschwäche eine Seite verkleben. Da wird sofort eine ganze Reihe von möglichen Abenteuergeschichten wachgerufen.

Bei all den Spielen, die wir uns von den verschiedensten Quellen abgeschaut oder selbst erfunden haben beziehungsweise auf die Mario uns gebracht hat, überrascht es dann doch, wenn man herausfindet, dass es für diese einfachen, intuitiven Handlungen oft sogar einen wissenschaftlichen Beweis gibt. Diese Erfahrung machten Roberto und ich während unserer stundenlangen Recherchen im Internet, vor allem aber in der Videothek der TED. Wir sahen uns Talks an, bis uns die Augen brannten. Allein zum Thema Spielen gibt es eine Vielzahl von Beiträgen: »Wie Spielen Kinder intelligenter macht«, »Spielend Kinder ins Lernen einbeziehen«, »Spielend zu einer besseren Welt«, »Spielen als Mittel in der Erziehung«, »Die Vorteile des Spielens«, »Sieben Arten, wie Spielen das Gehirn fördert«, »Die neue Rolle des Spielens in der Erziehung« et cetera.

Ja, die TED. Vielleicht sollten wir jetzt auch von diesem Teil unserer Geschichte erzählen.

8
TED

Bis vor Kurzem kannten wir das Wort TED nur aus der schier endlosen Menge an Vorträgen oder Talks, von denen wir uns täglich Videos ansahen. Für uns war das zu einem ganz persönlichen Ritual geworden, wie eine kleine tägliche Dosis Medizin.

Wir sahen uns alles Mögliche an. Die englische Sängerin, die erzählte, wie sie ihr Lampenfieber in den Griff bekam, die Sexologin, die die besten Stellungen zeigte, den Pädagogen, der die Vorteile des Spielens hervorhob, den Futurologen, der darüber spekulierte, wie man das Ende der Welt noch ein wenig hinausschieben könnte. Und natürlich Ramachandran, Simon Sinek, Jill Bolte Taylor und so weiter. All diese Namen waren Teil unseres Erfahrungsschatzes geworden, unsere neuen Helden.

Eines Abends erzählte mir Roberto von seiner neuesten Entdeckung: Die Videos, die wir uns über Monate hinweg angesehen hatten, waren nur ein Teil der Tätigkeiten der TED. Ihre wahre Seele lag in Veranstaltungen, konkret in einer Konferenz, die jährlich in den USA stattfand, beziehungsweise einem zweiten Treffen, der TED Global, die in verschiedenen Städten der Welt abgehalten wurde. Roberto war so aufgeregt, dass er mir sofort mitteilen musste, was ihm durch den Kopf geschossen war: »Ich will zur TED.«

Einfach so, ohne Umschweife.

Da ich der etwas kontrolliertere Typ von uns beiden bin, fasste ich die Idee eher skeptisch auf. Oder sagen wir, ich hinterfragte sie etwas mehr. Ich brachte Argumente, die keine Ausflüchte sein sollten: »Es dauert eine ganze Woche …« – »Das kostet uns einen Haufen Geld …« – »Wie machen wir das mit Mario?«

Aber man konnte ohnehin nicht einfach hinfahren. Man musste sich bewerben und ausgewählt werden. Danach waren für die Anmeldung sechstausend Dollar zu bezahlen, zusätzlich zu den Reisekosten. Und um ehrlich zu sein: Mir erschien die Vorstellung, aus einer Laune heraus sechstausend Dollar und mehr hinzulegen, ein wenig überzogen.

Roberto sah das anders.

»Komm schon, das Leben ist kurz! Wir müssen es versuchen. Mir gefällt die Idee. Es wird uns guttun.«

Seine Beweggründe waren denkbar einfach und ehrlich. Er schob keine komplexeren Motive vor.

So erfuhren wir also, dass es jedes Jahr Tausende Bewerbungen für die TED gab. Angenommen wurden davon wenige Hundert, nur, um als Zuhörer dabei sein zu können. Für die Bewerbung musste man ein Formular ausfüllen und darin in wenigen Zeilen darlegen, warum man dachte, dass die eigene Idee wert wäre, verbreitet zu werden. Alles hing von diesen Zeilen ab.

Es war der 6. Februar 2013. Es war halb sieben, Mario schlief noch. Seit Mario auf der Welt war, nutzten wir diese Zeit in der Stille des Morgens, um ein wenig zu lesen oder Zeit miteinander zu verbringen. Wir standen vor der Entscheidung, ob wir diese Zeilen ausfüllen oder ob wir es bleiben lassen sollten. Wir hatten noch lange darüber diskutiert, immerhin handelte es sich um viel Geld, und ich war nicht ganz sicher. Aber Roberto war mittlerweile Feuer und Flamme.

»Komm schon, machen wir's«, sagte er voller Leidenschaft und Überzeugungskraft, aber auch mit einer Dickköpfigkeit, die wenig Raum für Gegenargumente ließ. Am Ende gab ich seinem Enthusiasmus nach.

Unser Bewerbungstext lautete:

Unser Sohn ist vor zwei Jahren mit einem Schlaganfall zur Welt gekommen. Mittlerweile kann er sogar laufen, und wir möchten die Lektion, die er uns gelehrt hat, weitergeben: Betrachte das, was du hast, als Geschenk, und das, was dir fehlt, als Chance.

Zwei Wochen später kam die Antwort: »Wir haben Ihre Bewerbung angenommen.«

Jetzt mussten wir zahlen. Roberto bestand darauf, dass ich zur Konferenz mitkam. Meine Firma, eine Bank, unterstützte mich dabei. Seit ich dort arbeitete, hatte ich noch nichts von meinem Fortbildungsbudget verbraucht, daher ließen sie sich auf meinen Vorschlag ein: Ich würde die Woche in Edinburgh als Fortbildungskurs verbuchen, die somit absetzbar wäre.

Im März kam eine weitere E-Mail der TED: Es bestünde auch die Möglichkeit, einen Talk zu halten und nicht nur als Zuhörer anwesend zu sein.

»Im Rahmen des Programms TED University«, hieß es in der E-Mail, »wählen wir zwölf unbekannte Speaker aus, die dann ihre Geschichte erzählen. Wollen Sie es versuchen?«

Roberto war überhaupt nicht mehr aufzuhalten: Er kopierte sofort den Satz, den er auf das erste Formular geschrieben hatte, so wie er war, in seine Antwort. Zehn Tage später die nächste E-Mail von June: »Eure Geschichte gefällt uns. Schickt uns ein Script.«

Wir machten uns sofort an die Arbeit. Klassische Struktur eines Exposés, in chronologischer Reihenfolge. Was ist passiert? Was haben wir daraus gelernt? Wir fügten sogar Slides hinzu: Ein Foto zeigte Donatellos Skulptur des David, der ja keinen linken Arm hat. Das schien uns eine gute Idee, um die Situation zu illustrieren.

Dann kam der erste Skype-Anruf aus New York. Nachdem wir einige Minuten geplaudert hatten, bremste June uns ein: »Entschuldigt bitte, aber vielleicht haben wir uns nicht richtig verstanden. Es ist nicht die Geschichte, die uns interessiert. Wir wollen wissen, wie ihr euch dabei gefühlt habt, als Eltern.«

Es war wie ein Schlag in die Magengrube. Was wollte sie denn jetzt von uns? Warum sollten wir aller Welt von unserem Versagen erzählen, der Scham, den Schuldgefühlen, ein »kaputtes« Kind gezeugt zu haben? Wir konnten erzählen, was wir getan hatten, um ihm zu helfen, aber nicht von unserem eigenen Frust.

Es folgten zwei Wochen geistiger Blackout.

Wir schrieben den Text immer wieder um, aber er wurde immer schlechter. Da war irgendeine Blockade, die wir einfach nicht lösen konnten. Es gelang uns nicht, tiefer zu schürfen. Wir wollten nichts von alle dem zugeben, was wir zu einem späteren Zeitpunkt akzeptieren und erzählen konnten. Wir bereuten es sogar, uns beworben zu haben, aber das Geld war bereits bezahlt.

Nach einiger Zeit wandten wir uns wieder dem Satz zu, der als Herzstück unserer Geschichte auserkoren worden war. Die ganze Lösung lag darin: »Betrachte das, was du hast, als ein Geschenk.« Welche Möglichkeiten hatten wir, von unserem Sohn zu erzählen, dem Geschenk, das uns das Leben gemacht hatte? Wir hatten Fotos. Jede Menge, auf denen Mario immerzu lachte. Also überlegten wir uns, ein paar wenige als Anhaltspunkte zu verwenden: das Bild seines Gehirns, seine Augen, sein Lachen.

Wir telefonierten zum x-ten Mal mit June, um ihr unseren neuen Ansatz vorzustellen. »Wir hatten im perfektesten Augenblick unseres Lebens das Gefühl, einen fehlerhaften Sohn zur Welt gebracht zu haben.«

»Das ist die Aussage, die es wert ist, verbreitet zu werden«, sagte June.

11. Juni 2013, Malpensa–Edinburgh. Wir brachen alle gemeinsam auf: Roberto, Mario und ich, meine Mutter und meine Nichte Dora.

Der Veranstaltungsort war überwältigend, und es gab sehr interessante Vorträge, aber wir wussten, dass der entscheidende Mehrwert der Konferenz nicht auf dem Podium zu finden war. Vielleicht noch wichtiger war das Publikum, diese gigantische Networkingmaschinerie, die sich dort innerhalb einer Woche herausbildet. Kontakte und Ideen sprudeln nur so hervor, wenn man sich an der Bar mit Leuten unterhält, die mutig die unterschiedlichsten Interessen verfolgen. Die Projekte, die aus diesem endlosen Prozess des Schaffens, Verbindens und Verknüpfens von innovativen Ideen hervorgehen, sind so vielfältig, dass man nach der Konferenz von einem »*TED crash*« spricht, dem niederschmetternden Gefühl, das einen packt, wenn man wieder zu Hause ist, der Adrenalinspiegel sinkt und einem all die klugen Köpfe fehlen, mit denen man sich kurzgeschlossen hat.

Dann kam der Tag unseres Talks. Wir wussten nicht so recht, was wir anziehen sollten, wollten aber auf alles Überflüssige verzichten. Also wurden es am Ende Jeans, T-Shirt und Chucks. Es war ein bequemes Outfit, vor allem weil wir uns bewusst »ungeschminkt« zeigen wollten, ohne einen Panzer. Denn das entsprach im Kern auch dem, worüber wir sprechen wollten: über unseren tiefen Fall und darüber, wie wir uns wieder aufrichten konnten. Nichts anderes.

Man bereitete uns vor und gab uns einige Tipps für das Podium. Die TED ist ein großes TV-Spektakel, bei dem außergewöhnlich viel Wert auf Details gelegt wird, wo aber auch viel Freiraum bleibt.

Kurz bevor wir das Podium betraten, sprach June uns noch einmal Mut zu: »Wenn ihr stecken bleibt oder etwas anderes Unvorhergesehenes passiert, dann macht das gar nichts. Dort unten sitzt das beste Publikum der Welt, genießt es einfach.«

In diesem Augenblick hatten wir nur ein einziges Bild vor Augen: »Ich und du, wir knien auf der Bühne, und neben uns ist Mario.«

Im Bruchteil einer Sekunde hatten wir verstanden, dass wir unseren Blickwinkel ändern mussten.

Roberto sagte zu June: »Also, wenn ihr wollt, Mario ist hier.« June dachte einen Augenblick darüber nach, dann sagte sie: »Okay, wenn ihr mit eurem Vortrag fast am Ende seid, könnt ihr ihn auf die Bühne holen. Mal sehen, wie es läuft.«

Wir wollten jetzt alles genauso erleben, wie Mario es aus seiner Perspektive sehen würde: Menschen, die gerührt waren, weinten, applaudierten und lachten.

So erzählten wir also unsere Geschichte, dort, auf dem Podium der TED-Konferenz.

Francesca
Guten Tag. Das ist Mario, unser Sohn. Er ist vor zweieinhalb Jahren geboren. Ich hatte eine relativ schwierige Schwangerschaft, ich musste fast acht Monate lang liegen. Dennoch schien alles unter Kontrolle zu sein. Das Kind hatte das richtige Geburtsgewicht, es hatte einen guten Apgar. Aber dann, zehn Tage nach seiner Geburt, wurde festgestellt, dass es einen Schlaganfall erlitten hatte.

Wie Sie vielleicht wissen, ist ein Schlaganfall eine Verletzung des Gehirns. Bei einem perinatalen Schlaganfall handelt es sich um eine Verletzung, die während der neun Monate der Schwangerschaft oder sofort nach der Geburt geschieht.

Wie Sie sehen können, hat in Marios Fall die rechte Gehirnhälfte einen Schaden erlitten. Aus diesem Grund kann Mario seine linke Körperhälfte nicht kontrollieren. Sie können sich das vorstellen, als hätten Sie einen Computer und einen Drucker, und Sie möchten ein Dokument ausdrucken. Aber der Drucker verfügt nicht über den richtigen Druckertreiber, um den Befehl erkennen zu können. Das Gleiche passiert bei Mario. Er möchte auf der linken Seite etwas bewegen, einen Arm oder ein Bein, aber er kann den richtigen Befehl nicht übermitteln.

Für uns musste alles anders werden. Wir mussten all unsere Pläne ändern; diese Geburt war ein massiver Einschnitt in unserem Leben.

Roberto

Sie können sich vorstellen, dass wir darauf nicht vorbereitet waren. Niemand hatte uns gezeigt, wie man mit einer Behinderung dieser Art umgeht. Es war eine außerordentlich schwere Zeit, und wir stellten uns viele Fragen. Manche davon waren banal: Warum passiert das ausgerechnet uns? Was ist schiefgelaufen? Andere waren komplexer: Wie werden die Auswirkungen auf Marios Leben aussehen? Wird er in der Lage sein, einen Beruf auszuüben? Hätte er uns Eltern nicht einmal überflügeln sollen? Es fällt nicht leicht, das zuzugeben, aber wenige Monate nach seiner Geburt mussten wir uns eingestehen, dass wir uns wie Versager fühlten. Die einzige Frucht, die wir in unserem Leben hervorgebracht hatten, war ein Fehlschlag. Und das hatte nicht nur auf uns Auswirkungen, sondern auch auf Marios Leben. Wir stürzten in ein tiefes Loch. Wir waren am Boden zerstört, aber schließlich sagten wir uns, dass etwas geschehen müsse. Ab diesem Zeitpunkt änderten wir, wie Francesca es bereits gesagt hat, sofort unser gesamtes Leben. Wir begannen mit Physiotherapie und Rehabilitation für Mario, und als eine der ersten Maßnahmen nahmen wir an einer Pilotstudie zum Thema Spiegelneuronen teil. Dabei haben wir, vereinfacht gesagt, einige Monate lang nichts anderes gemacht als dies: Wir nahmen einen Gegenstand und machten Mario vor, wie man ihn greift.

Die Theorie der Spiegelneuronen besagt schlicht und einfach, dass Ihr Gehirn, gerade in diesem Moment, während Sie mich beim Ausführen dieser Bewegung beobachten, dieselben Neuronen aktiviert, als wenn Sie die Bewegung selbst ausführen würden.

Für die Rehabilitation ist dieser Ansatz unseres Wissens revolutionär. Aber eines Tages bemerkten wir, dass Mario gar nicht unsere Hand beobachtete. Er beobachtete *uns*. Sein Spiegel, das waren *wir*.

Wie Sie sich vielleicht denken können, waren wir zu diesem Zeitpunkt sehr deprimiert. Wir betrachteten Mario nicht als unseren Sohn, sondern als Problem. An diesem Tag änderte sich unsere Perspektive. Uns wurde klar, dass wir ihm ein besseres Spiegelbild bieten mussten. Also begannen wir, an unseren Stärken zu arbeiten, die gleichzeitig zu seinen Stärken werden sollten. Wir hörten auf, ihn als Problem zu begreifen, sondern als eine Chance zur Verbesserung. Wir fragten uns: »Was sind unsere starken Seiten, die wir auf Mario übertragen können?« Und wir begannen bei dem, was wir lieben.

Meine Frau und ich sind ganz verschiedene Typen, aber wir haben auch vieles gemeinsam. Wir lieben das Reisen, die

Musik, und wir halten uns gerne an besonderen Orten wie diesem auf. So begannen wir also, Mario mitzunehmen, um ihm das Beste zu zeigen, was uns möglich war.

Dieses kurze Video stammt aus der letzten Woche [*es startet ein Film, auf dem Mario läuft und dabei die Arme bewegt*]. Ich will nicht sagen, dass es ein Wunder ist, das soll hier nicht die Botschaft sein, immerhin stehen wir erst am Anfang unseres Weges. Aber wir möchten mit Ihnen die Lektion teilen, die wir von Mario gelernt haben. Und hier ist sie: Betrachte das, was du hast, als Geschenk [*ein Rumoren ist hinter der Bühne zu hören, Francesca ist hinausgegangen*], und denk nicht immer nur an das, was dir fehlt [*das Geräusch wird lauter*]. Betrachte das, was dir fehlt, als Chance. Das ist die Botschaft, die wir mit Ihnen teilen wollen. Das ist der Grund, warum wir hier sind.

[*Pause. Roberto dreht sich in Richtung Vorhang.*]

Mario! Er ist der Grund. [*Applaus, Mario kommt mit Francesca auf die Bühne und geht auf seinen Vater zu, der ihn ruft.*] Wir wollten ihm den besten Spiegel der Welt zeigen.

Wir danken Ihnen allen. Auf Wiedersehen.

Niemals werde ich Marios Gesicht vergessen, als er all die Menschen sah, und das unglaubliche Lächeln, das er ihnen schenkte. Für uns war nicht ausschlaggebend, dass das Publikum Mario sehen konnte und applaudierte, sondern dass Mario das Publikum sah.

Auf der Bühne neben unserem Sohn kniend, haben wir die ganze Szene aus seiner Perspektive gesehen, mit seinen Augen. Wenn die Sache mit den Spiegelneuronen wirklich stimmt, dachten wir, wann böte sich denn je wieder die Möglichkeit, ihm einen solchen Spiegel vorzuhalten?

9
Geben und Nehmen

Es liegt auf der Hand, dass wir, Roberto und ich, als Eltern von der Krankheit überrollt wurden. Ich meine damit nicht den Schlaganfall selbst, sondern seine Auswirkungen.

Es gibt zwei Arten posttraumatischer Syndrome: Bei einem tendiert man zur Depression, beim anderen zum Gegenteil, dem Irrglauben der Allmacht. In der Psychologie nennt man die Gesamtheit der schmerzhaften Folgen eines traumatischen, katastrophalen oder gewaltsamen Ereignisses PTSD (*post-traumatic stress disorder*). Bei dem Ereignis muss es sich nicht zwangsläufig um so etwas wie einen Krieg handeln, der bei den Soldaten verschiedene Störungen auslöst, es passiert auch nach Gewalt in der Familie, langen Krankheiten oder einem schmerzhaften Verlust. Depressionen können verschiedene Formen annehmen, und alle sind relativ schwer.

Der gegenteilige Fall nennt sich PTG (*post-traumatic growth*) und ist die Fähigkeit, sich an die widrigen Bedingungen anzupassen und alle Mittel einzusetzen, um das eigene Leben wieder aufzubauen. Die einen nennen es Zähigkeit, andere einfach Überlebensinstinkt. Nassim Taleb spricht in diesem Fall von Antifragilität. Denn die Fähigkeit, nach einem Trauma wieder zum ursprünglichen Zustand zurückzukehren, ist nicht nur Zähigkeit. Im Gegenteil, es ist die Fähigkeit, das eigene Leben umzukrempeln und das Leiden mit einer Chance zu verknüpfen, daran zu wachsen. Damit gilt eine depressive Erkrankung keineswegs als geheilt, noch wird die Lage so automatisch umgekrempelt. Es ist die Chance, von den Ereignissen zu lernen, wie man das eigene Leben wieder in den Griff bekommen kann. Es ist ein Mittel, das kontrolliert eingesetzt werden muss, damit es nicht in einen Allmachtswahn umschlägt, eine Überreizung oder energieverschwendende Euphorie. Das wäre dann ein Zustand, der ebenfalls therapiert werden müsste.

Die Dinge, die wir gelernt haben, zu erkennen und wertzuschätzen, sind der beste Weg zur Heilung und dazu, uns selbst etwas Gutes zu tun. Hier sind einige dieser Dinge:

1. **Auf den eigenen Körper hören.** Ich habe das erst in der Schwangerschaft gelernt. Alle erzählen dir, dass du Wehen haben wirst und dass du spürst, wie sich dein Kind in dir bewegt. Und irgendwann lernt man tatsächlich, besser in sich hineinzuhören. Für mich war das etwas völlig Neues. Davor hatte ich mich nicht sonderlich um mich selbst gekümmert, aber dass ich während der Schwangerschaft die Aufmerksamkeit für die Zeichen meines Körpers schärfte, war auch für Mario sehr nützlich. Denn dieses genauere Hinhören kommt ihm heute zugute. Nachdem ich zum Beispiel den Kurs für Babymassage abgeschlossen hatte, trug ich ihm Öl unter den Achseln auf und bemerkte, dass Mario plötzlich diesen Bereich seines Körpers entdeckte, der ihm bisher nicht bewusst gewesen war. Er fing an zu lachen. Manchmal übertreibt man es aber auch mit der Achtsamkeit. Wenn Mario zum Beispiel sagt: »Ich habe Bauchschmerzen«, läuten bei mir schon die Alarmglocken, weil seine epileptischen Anfälle oft mit Brechreiz beginnen.

2. **Mutterinstinkt.** Vielleicht ist er mir nicht angeboren, dieser Instinkt. Als ich ein kleines Mädchen war, war mein Puppenspiel weniger bildhaft und hingebungsvoll als das, was ich heute bei vielen Mädchen beobachte. Und die Tatsache, dass ich erst spät einen Kinderwunsch entwickelte, ist vielleicht ein Zeichen dafür, dass sich dieser Instinkt in seiner Entwicklung Zeit ließ. Aber mittlerweile habe ich wohl viele Längen aufgeholt.

Am 19. März 2014 hatte Mario seinen ersten epileptischen Anfall. Bei ihm nennt man das »versive fokale Anfälle«: Er neigt den Kopf nach links, also seine beeinträchtigte Seite, und verdreht die Augen. Ich weiß nicht, aus welchem Grund ich an diesem Morgen schon früher aufgestanden war – vielleicht war es so etwas wie Instinkt –, um nach Mario zu sehen und die Zeichen seines Körpers zu deuten. Es waren nicht einmal besonders deutliche Zeichen. Irgendetwas war anders, das schon, aber er war unverändert aufmerksam und reagierte auf mich. Erst etwa eine halbe Stunde später entlud sich sein erster, sehr heftiger Anfall. Seither hatte er sieben weitere Anfälle, womöglich denkt Mario mittlerweile, dass der Krankenwagen einfach die schnellste Art ist, sich im Mailänder Verkehr fortzubewegen. Heute sehe ich jeden Tag nach dem Aufstehen nach, ob er »da« ist, und lächle. Ich wecke ihn ganz behutsam, so als wollte ich einen Anfall vermeiden, und sobald er die Augen geöffnet hat und »Guten Morgen, Frühstück!« gesagt hat, fühle ich, wie sich alles in mir entspannt, vor allem wenn alles so klingt wie immer. In der ersten halben Stunde des Tages kann ein Anfall kommen, obwohl er auch abends einmal einen hatte. Aber da ich nicht den ganzen Tag auf heißen Kohlen sitzen kann, schließe ich zwanzig Minuten nach dem Aufstehen Frieden mit der Welt.

3. **Das Leben genießen!** Bis zur Geburt unseres Sohnes führten Roberto und ich ein Leben zu zweit, als Paar, wie es wohl alle tun. Seit Mario da ist, benutzen wir Bereiche unseres Hauses, die wir vorher nicht nutzten, und hantieren mit Dingen, von denen wir nicht einmal wussten, dass wir sie haben. Zum Beispiel Kaffeelöffel: Sobald man einen Säugling abgestillt hat, braucht man Wagenladungen davon. Kinder haben die Fähigkeit, Dinge zum Leben zu erwecken und Wohnungen zu vergrößern. Sie haben diese besondere Art, dem Leben zu begegnen. Manchmal bittet Mario mich, ihn ins Bett zu legen, weil er so müde ist, und dann, kaum ist er dort, sagt er: »Ich möchte aber lieber weiterspielen, Mama, den ganzen Tag!« Wir haben von ihm gelernt, jeden Moment zu genießen, was wir haben, und dem Leben dafür dankbar zu sein. Wir versuchen, es so gut zu nutzen wie möglich. Das ist ein wichtiger Aspekt, der aber noch Verbesserungspotenzial hat.

4. **Geduld für andere aufbringen.** Das ist eine Lehre, die ich aus meinen allerersten Aufenthalten im Krankenhaus gezogen habe: Alle haben Probleme, wirklich alle. Wenn jemand sich in der Warteschlange bei der Supermarktkasse zu ärgern beginnt oder beim Autofahren schimpft, denkt man sich: Wer weiß, welches Problem der hat, dass er so unter Strom steht, mit welchen Schwierigkeiten er sich herumschlagen muss, sobald er zu Hause ist. Seit Mario auf der Welt ist, empfinde ich mehr Respekt vor den Problemen anderer Menschen, auch wenn ich sie nicht kenne. Und ich bringe mehr Verständnis für heftige Reaktionen auf als früher. Natürlich wünsche auch ich mir manchmal mehr Freundlichkeit meiner Person gegenüber.

5. **An den »Urteilen« von Menschen zweifeln, die mit Kindern arbeiten, selbst aber keine haben.** Uns sind mehrere Therapeuten begegnet, die zwar Engagement und Erfahrung vorzuweisen hatten, oft aber auch eine ruhige Kugel aus täglicher Routine vor sich herschoben, um dann die Eltern ihrer kleinen Patienten zurechtzuweisen und zu verurteilen, weil sie ihrem dreijährigen Kind noch immer den Schnuller erlaubten, weil das Kind noch nicht zeichnen konnte oder noch Windeln trug. Oder sie vereinbarten Termine mit Neugeborenen um zwei Uhr am Nachmittag. Wie soll denn das gehen, dass ich das Kind füttere, schlafen lege und dann pünktlich, glücklich und zufrieden um zwei zum Termin bringe? All die Grundsätze, von denen man in Büchern liest, sind ja schön und gut, aber wenn man Kinder hat, muss man sie sich ein wenig zurechtbiegen. Den Schnuller gewöhnt man dem Kind ab, wenn der richtige Moment gekommen ist oder wann man es eben schafft. Und dann ist immer noch nicht sicher, ob das eine leichte Angelegenheit wird.

6. **Das Wort »Handicap« nicht leichtfertig verwenden.** Sprachgeschichtlich gesehen bezieht sich der Begriff tatsächlich auf die Funktionalität der Hand – angeblich hat er mit einem englischen Glücksspiel zu tun, bei dem Münzen mit der Hand aus einem Hut geholt wurden: Hand-in-cap. Außerdem bezeichnet er im Sportjargon, etwa beim Reiten oder beim Golf, eine Benachteiligung für die stärksten Athleten, um den Wettkampf interessanter zu machen. Aber wenn ich jemanden höre, der das Wort einfach so vor sich hinsagt, dann möchte ich diese Person am liebsten fragen: Wissen Sie eigentlich, was es bedeutet, ein Handicap zu haben? Was es heißt,

sich nicht selbst versorgen zu können, die grundlegenden Erfordernisse des individuellen und gesellschaftlichen Lebens nicht selbstständig erledigen zu können?

7. **Eine Diagnose ist nicht für die Ewigkeit.** Das ist eine der zentralen Lehren, die wir anderen Eltern vermitteln möchten: Das medizinische System tendiert dazu, die Situation katastrophaler darzustellen, als sie ist (das Kind wird nicht laufen können, es wird nicht sprechen können etc.). In Wirklichkeit gibt es keine sicheren Prognosen, vor allem nicht, wenn es sich um das Gehirn handelt. Wir haben gelernt, dass man die Dinge Tag für Tag neu betrachten muss: Eine Diagnose kann teilweise fehlerhaft oder wissenschaftlich überholt sein. Auch das Kind kann mit seiner Reaktion die Karten immer wieder neu mischen. Aber Vorsicht: Auch eine positive Diagnose muss nicht den Tatsachen entsprechen. Zum Beispiel, wenn man gesagt bekommt: »Es ist nichts«, nur weil das Gerät etwas nicht anzeigt, und dann leidet das Kind trotzdem unter Problemen.

   Vor allem als betroffene Person, die sich nicht mehr mit einer passiven Rolle in diesem Prozess abfinden möchte, lohnt es sich – bei allem Respekt für die involvierten Berufsgruppen – intensiv darüber nachzudenken, klinische und maschinelle Untersuchungen miteinander abzugleichen. In der heutigen Medizin scheint ein Ansatz vorzuherrschen, der sich *evidence-based medicine* nennt, also auf objektiven Beweisen fußt. Es scheint leichter zu sein, sich damit abzusichern, als mit einem *narrative-based approach*, der auf den Berichten des Patienten aufbaut und auf das Zuhören und den Dialog beziehungsweise das Vertrauen auf die menschliche Interaktion mehr Wert legt als auf exakte Zahlen. Diese

Methode ist natürlich ganz klar aufwendiger. Eine Diagnose ist also kein definitives Urteil. Hätte man lediglich die Ergebnisse der Magnetresonanzuntersuchung betrachtet, die bei Mario in den ersten Lebensmonaten durchgeführt wurde, wären die Fortschritte, die er in den vergangenen Jahren gemacht hat, nicht im Entferntesten denkbar gewesen.

8. **Sich nicht von medizinischem Fachchinesisch schrecken lassen.** Bei medizinischen Fachbegriffen kann man ja noch durchsteigen, aber niemand zeigt einem, wie man ein Elektroenzephalogramm (EEG) liest. Medizinische Konzepte oder Fachbegriffe kann ich einigermaßen verstehen und mir gut einprägen. Mario bekommt zum Beispiel ein Medikament, das den Wirkstoff »Carbamazepin« enthält. Damit die Dosierung des Medikaments korrekt ist, soll der therapeutische Wirkstoffspiegel zwischen 4 und 12 Mikrogramm/ml liegen. Daher muss zur Überprüfung Blut abgenommen werden. Wo ist das Problem? Man braucht schließlich keinen Doktortitel in Medizin, um sich ein Wort mit mehr als fünf Silben zu merken. Jedes Mal, wenn wir an einen neuen Arzt geraten, muss ich Bericht erstatten und zusammenfassen, und bisher schaffe ich das auch. Dann aber kommt ein Bereich, in den man irgendwie nicht eindringen kann: Oft händigt man mir EEGs aus, die ich kein bisschen verstehen kann. Und wenn ich dann nachfrage: »Entschuldigen Sie, aber was bedeutet das?«, bekomme ich keine Antwort, entweder, weil die Ärzte keine Lust auf Erklärungen haben, oder weil sie in Arbeit untergehen. Vor lauter Formularen und Bürokratie haben Ärzte kaum Zeit, sich um Patienten und Angehörige zu kümmern. Es ist also unumgänglich, dass man selbst die Initiative

ergreift. Dass man Informationen einfordert und darauf besteht, verstehen zu können. Ich kann die Arroganz nicht mehr akzeptieren, mit der manche Ärzte felsenfest behaupten, man könne einen Sachverhalt, für dessen Einschätzung man zehn Jahre studiert habe, nicht in zehn Minuten erklären.

9. **Wenn ein Kind ein hübsches Lächeln hat, fällt es schwer zu glauben, dass es krank ist.** Das erleben wir andauernd, auf der Straße, aber auch in Marios Physiotherapiezentren. Es gibt Patienten mit sehr schwerwiegenden, offensichtlichen Problemen. Marios Problem hingegen erschließt sich nicht auf den ersten Blick. Es gibt auf der Welt viele wesentlich schlimmere Fälle als ihn, daher mag es den Anschein haben, als wäre sein Problem nicht besonders schlimm. Aber wir lernen schön langsam, die notwendige Aufmerksamkeit für uns einzufordern, ohne dabei den Respekt für andere zu verlieren.

10. **Ihr Kind schläft, und Sie sehen es pausenlos an, immer in Alarmbereitschaft.** Die für sein Alter typischen Kinderkrankheiten hat es nicht bekommen, und Sie denken, dass es dadurch die notwendigen Antikörper vielleicht nicht entwickelt. Es ordnet seine Autos fein säuberlich in einer Reihe, und Sie denken, es ist ein Autist.

    Wir sind nach dem ersten epileptischen Anfall in dieses Denkmuster gerutscht. Von dem Augenblick an ist jede Nacht schwer und voller Sorge. Mein Schlaf war so unruhig wie noch nie.

    Oft sehen die Fachleute, mit denen wir zu tun haben, nur den klinischen Aspekt des Kindes. Wenn die Ärztin während des Kognitionstests meint: »Hm, er ordnet diese Autos viel zu genau, das ist ein typisches Verhalten bei autistischen Kindern …«, bekommen Sie es mit der Angst zu tun. Wir spazieren also durch ein Minenfeld, aber wir können auch nicht in dauernder Angst leben.

11. **Kognitionstests sind nicht mehr zeitgemäß.** Zu den Methoden, die für diese Tests verwendet werden, gebe ich Folgendes zu bedenken: Es ist nicht immer passend, Kinder Tassen auf Untertassen stellen, Würfel nebeneinander reihen, die Kuh mit der Milch und die Sterne mit dem Himmel in Verbindung bringen zu lassen. Wenn ein Kind einen gewissen Gegenstand noch nie gesehen hat, weil er bei ihm zu Hause nicht verwendet wird oder er nicht Teil seiner Wahrnehmung ist, wie soll es dann dessen Funktion kennen? Mittlerweile hat Mario verstanden, dass die Milch von der Kuh kommt, aber vor dem Test hat ihm eben seine Mama die Milch gebracht. Oder: Bei uns zu Hause gibt es keine Untertassen, warum sollte er dann die Tasse daraufstellen? Es handelt sich hier um einen Bereich, in dem man viel verändern könnte, indem man erprobte Methoden mit zeitgemäßen Elementen verknüpft, vielleicht auch mit technologischer Unterstützung. Die Zusammenhänge und Begriffe sollten dem Umfeld heutiger Kinder entsprechen. Aber wenn ich die vergilbten Kartontabellen mit ihren typischen altmodischen Zeichnungen sehe, erfasst mich angesichts von so wenig Sinn für schöne Gestaltung eine große Traurigkeit.

12. **Verwenden Sie die Begriffe Schlaganfall oder *Stroke*.** Gleich zu Anfang ist uns aufgefallen, dass einige Mediziner von einer »infantilen Zerebralparese« sprachen, aber unter dem Begriff »Parese« versteht man doch eher etwas

Unwiderrufliches. Wieder andere sprechen von einem PAIS (*perinatal arterial ischemic stroke*). Dann sahen wir den TED-Talk der Neurowissenschaftlerin Jill Bolte Taylor, die in ihrem Buch *Mit einem Schlag* davon erzählt, dass sich ihr eine einzigartige Recherchemöglichkeit bot, die sich jedoch nur wenige Neurowissenschaftler wünschen: Sie erlitt selbst einen Schlaganfall und konnte dabei zusehen, wie sich eine Hirnfunktion nach der anderen abschaltete: Sprache, Bewegung, Bewusstsein. Es ist eine erstaunliche Geschichte, die einem dabei hilft, die Dinge neutraler und mit mehr Hintergrundwissen zu betrachten und in der Folge besser damit umzugehen. Seit wir ihre Geschichte kennen, verwenden wir immer das Wort *Stroke*, denn einen Schlag kann der Mensch einstecken, er kann ihm aber auch ausweichen oder sich verteidigen.

Noch bevor es um das *Was?* geht, versuchen wir zu ergründen, *wem* wir all das, was wir gelernt haben, zurückgeben können. Zwei Richtungen haben sich dabei abgezeichnet: einerseits der Bereich Medizin und Forschung, andererseits Eltern, Familien und der große Kreis von Menschen, mit denen wir täglich zu tun haben.

Im Zusammenhang mit Medizin und Forschung sind für uns die Schlüsselworte »Zusammenarbeit« und *Rebalancing*, wie man das in Amerika nennen würde.

Unsere Erfahrung mit Krankenhäusern war, bis auf den einen oder anderen für uns sehr schmerzlichen Rückschlag, im Allgemeinen positiv. Wir haben erlebt, dass fortschrittlich denkende Ärzte den Dialog mit den Eltern suchen, Feedback wollen, bewusst die Familien in den Rehabilitationsprozess mit einbeziehen und sogar Hilfe bei der Erstellung von Trainingsplänen suchen. Das hat uns bei einer Berufsgruppe, die sich allzu oft mit der Makellosigkeit ihres weißen Kittels identifiziert, sehr positiv überrascht.

Hinter der Bereitschaft, mit anderen zusammenzuarbeiten, stecken oft Empathie und das Vertrauen, dadurch bessere Ergebnisse zu erzielen. Aber häufig geht es dabei auch um Ersparnisse finanzieller und pragmatischer Natur: Ärzte, die schlecht mit ihren Patienten kommunizieren, riskieren enorme Spesen – für Rechtsstreitigkeiten, für den operativen Betrieb und für den eigenen Ruf.

Zurzeit findet in der Medizin ein grundlegender Wandel statt: Patienten haben zunehmend die Möglichkeit, ihre eigene Gesundheit selbst in die Hand zu nehmen, und dazu möchten wir einen Beitrag leisten.

Sowohl im Umgang mit Eltern als auch Familien sind für uns die wichtigsten Stichwörter »Normalität« und »Mut«. Seitdem wir beschlossen haben, unsere Geschichte zu erzählen, sehen viele Eltern (die mit uns sprechen oder uns schreiben) in uns eine Art Fürsprecher gegenüber Ärzten. Sie sehen uns nicht nur als Vertreter einer Sache, die sie am eigenen Leib betrifft, sondern auch als Übersetzer, Mittler und Verstärker dieser Sache. Wir unsererseits bemühen uns, die Geschichten von den Familien zu den Ärzten zu tragen und sie dazu zu bewegen, den Familien konkrete, verständliche und brauchbare Informationen zu liefern. Auch hier stehen wir erst am Anfang, aber wir sind überzeugt, damit etwas Sinnvolles zu tun.

Traumata gehören zu unserem Leben. Im Ausmaß und in den Konsequenzen unterscheiden sie sich voneinander, aber der Zugang ist immer ähnlich. Dadurch, dass wir unsere Geschichte erzählt haben, fanden viele andere Menschen den Mut, auch ihre zu erzählen.

Wir hatten das Glück, aus unserer Geschichte etwas lernen zu können, das Ruder herumzureißen und eine nicht selbstverständliche neue Perspektive für das zu finden, was wir durchlebten. Es war das berühmte Licht am Ende des Tunnels. Aber man muss keineswegs zur TED fahren, um die eigene Geschichte zu erzählen. Es genügt schon, sie den Menschen in der eigenen Umgebung zu erzählen, im Viertel, wo man wohnt, unter Freunden und Kollegen, ohne Scham, ohne den Blick zu senken. Zahlreiche Familien haben den Mut aufgebracht, ein neues Abenteuer zu beginnen. Und vielleicht haben sie trotz der Ungewöhnlichkeit ihres Schicksals einen Schimmer Normalität darin entdecken können. So einfach jede einzelne Geschichte auch sein mag, alle haben sie den ersten Schritt gewagt: Sie haben ihre Geschichte geteilt.

Über Facebook erreichen uns täglich Berichte, Anfragen, Vorschläge und Bitten, einen Inhalt zu teilen. Je mehr man sich öffnet, desto eher öffnen sich auch die anderen (da ist er ja wieder, unser Spiegel). Auch hier tun wir das mit großer Bescheidenheit und einem Sinn fürs Praktische, wohl wissend, dass wir eben erst begonnen haben und keine Spezialisten sind, aber unendlich viel über das Thema Schlaganfall gelesen haben. Über all das sind wir froh. Es ist eine große Genugtuung, die jede Menge Energie hervorbringt, die aber auch mit viel Verantwortung verbunden ist: Immerhin stehen wir nicht mehr nur für unsere eigene Geschichte, sondern auch für die vielen Geschichten anderer Menschen.

Eines Tages unterhielten wir uns mit Alex Bellini, dem bekannten Abenteurer, der zum Beispiel allein mit einem Ruderboot den Ozean überquert hat. Wir saßen mit unseren Freunden von der italienischen TEDx zusammen, einem Kreis von leidenschaftlichen, neugierigen Geistern.

»Oft hoffen die Leute sogar, dass du es nicht schaffst«, erzählte uns Alex. »Denn wenn du es schaffst, legst du die

Messlatte höher. Dann müssen sie es auch schaffen und können nicht mehr auf dem Sofa sitzen bleiben. Sie müssten aufstehen und es auch versuchen.«

Wir haben zwar nicht im Ruderboot den Ozean überquert, schon gar nicht im Alleingang. Trotzdem haben wir uns oft über diese Form des Heldentums Gedanken gemacht. Abgesehen vom Helden aus den alten Epen und der Literatur ist der Held der modernen Zeit jemand, der eine mutige Tat, eine großzügige Geste oder ein Opfer für das Wohl anderer vollbringt. So gesehen können alle Menschen Helden sein.

Den Rehabilitationsprozess zu verbessern, indem Familien aktiv einbezogen werden, und eine engere Zusammenarbeit mit dem Gesundheitssystem einzuleiten, das alles sind kleine Gesten, die jeden Tag etwas hervorbringen können, was vorher undenkbar schien. All diese Ziele verfolgen wir mit dem Verein *Fight The Stroke*, indem wir neue Technologien zur Kommunikation nutzen. Dabei geht es nicht um Details. Wir möchten nicht im Einzelnen berichten, in welchem Winkel ein Kind seinen Arm beugen kann. Es geht auch nicht um die Lust, sich zu produzieren. Im Gegenteil, wir sehen die Technik als Möglichkeit, die Langzeitrehabilitation zu fördern – ohne zeitliche und räumliche Einschränkungen, weit über die begrenzte Dauer einer Therapiesitzung hinaus. Ein Beispiel ist ein Sensor in der Gabel des Kindes, der misst, wie weit es das Handgelenk drehen kann. Oder das Spiel für die Kinect-Konsole, mit der die beeinträchtigte Körperhälfte trainiert wird. Oder der Kopfhörer für Neugeborene, der auf nicht invasive Weise zumindest grob messen kann, wie groß der Schaden im Gehirn der Kinder ist.

Unsere Vision ist, Mess- und Therapiemechanismen in Gebrauchsgegenstände oder Spielzeuge einzubauen, um damit Daten zu erheben und neue, nicht invasive Heilungsansätze zu finden. Solche Ansätze irritieren die Kinder nicht und schrecken sie nicht ab, sondern können vielleicht sogar interessant für sie sein und Spaß machen.

Ziel ist auch, diese große Datenmenge jeder Rehabilitationseinrichtung zur Verfügung zu stellen. Und damit meinen wir nicht nur medizinische Zentren, sondern auch die Familien, die daraus ihre Schlüsse und neue Lehren ziehen können.

Schließlich isst man Knoblauch, Öl und Chilischoten auch nicht getrennt voneinander. Erst gemeinsam und in Kombination mit Spaghetti ergeben sie einen richtig guten Geschmack.

Aus diesen Überlegungen heraus ist die Idee zur Initiative *Fight The Stroke* geboren.

10
Fight The Stroke

Die Geschichte von *Fight The Stroke* hat mehrere Etappen. Der Verein wurde 2014 gegründet, aber inoffiziell begann alles schon mit unserem Vortrag bei der TED, als wir, noch vor der Abreise nach Edinburgh, das Facebook-Profil und die erste Version der Website entwarfen.

Aber die Wahrheit ist, dass *Fight The Stroke* 2011 mit Mario auf die Welt kam, denn an diesem Punkt begannen wir zu lernen, nachzufragen und uns intensiv mit dem Thema auseinanderzusetzen. In diesem Augenblick änderte sich unser Leben und verlangte von uns, dass wir zu Kämpfern wurden. Die Menge an Erfahrungen und Informationen wurde so groß, dass wir sie nicht einfach vergessen oder wegwerfen konnten, sondern sie allen zur Verfügung stellen mussten. Damit andere Familien nicht wieder bei null beginnen mussten.

Roberto ließ sich eine weniger politisch korrekte Version dessen auf den Unterarm tätowieren, was später zum Namen unseres Vereins werden sollte: »Fuck the Stroke«. So sind wir gestartet, voller Wut und mit dem Vorsatz, zu kämpfen und alles zu verändern. Wir haben dieses »Fuck« ein klein wenig abgeschwächt, sodass ein Hashtag entstand, der dann auf Facebook und Twitter zum Einsatz kam und den ich mir später eintätowieren ließ. Wir mussten uns keinen Namen mehr suchen, wir hatten ihn direkt vor Augen, fertig zum

Gebrauch, und er gefiel uns: *Lotta e sorridi.* Fight and smile. Kämpfe und lächle.

Wir haben uns immer gegen diese Welt des ungebremsten Optimismus aufgelehnt, in der man sich mit mitleidvollem Blick sagen hört, dass schon alles wieder gut wird. Es ist die Welt unzähliger (zum Glück nicht aller) Familienberater, in der man sein Problem, das in unserem Fall »infantile Zerebralparese« lautet, aus einer Art resigniertem Automatismus heraus fast schon mit Freuden annehmen muss.

Manchmal ist etwas gesunde Wut gut. Wir glauben an einen dynamischen Ansatz, der etwas verändern will, nie sitzen bleibt und sich nie geschlagen gibt. Der englische Slogan *Fight The Stroke* drückt mit aller Klarheit diesen Kampfgeist aus, ohne dass dadurch Doppeldeutigkeiten oder Missverständnisse entstehen können. Wir wurden oft gefragt, warum wir Englisch gewählt haben. Die Antwort ist, dass uns die TED die Augen geöffnet hat, wie viele Familien wir auf der ganzen Welt erreichen können, wenn wir Englisch sprechen.

Im Oktober 2013, vier Monate nach Edinburgh, lud man uns in den Vorstand der IAPS (International Alliance for Pediatric Stroke) ein, eines Zusammenschlusses verschiedener Vereinigungen mit Sitz in den USA, dessen Mitglieder in erster Linie aus englischsprachigen Ländern stammen. Über die IAPS haben wir uns dem Rest der Welt geöffnet. Wir sind mit anderen Lebenswirklichkeiten in Berührung gekommen, auch mit solchen, deren Methoden der Kommunikation und Wissensübermittlung meilenweit entfernt sind von dem, was wir aus den USA oder von Veranstaltungen wie der TED kennen. Auf diesem Wege haben wir auch den südamerikanischen »Markt« erschlossen. Wir wurden gebeten, bei einer Veranstaltung zu sprechen, die den Titel »Ciudad de las Ideas« trug und bei der viele visionäre Denker zum Thema

»Gefährliche Ideen« diskutierten. Damit wurden in Mexiko mehr als viertausend Menschen erreicht.

Dank dieser Veranstaltung ist es uns gelungen, ein noch größeres Publikum zu erreichen. Außerdem wurde uns bewusst, dass wir, wenn wir effizient sein wollten, nicht nur die englische Sprache beibehalten, sondern auch Spanisch mit an Bord holen mussten. Und dann sollte natürlich alles auf Italienisch übersetzt werden. Das ist also der Grund, warum es die Seite *www.fightthestroke.org* in allen wichtigen Sprachen gibt. Denn der perinatale Schlaganfall kümmert sich nicht um Geografie. Er ist ein weltweites Problem.

Kämpfen erfordert Mut. Den Mut eines Helden oder einer Person, die im Rampenlicht steht. Unser persönlicher Held ist Mario, aber das Ziel von *Fight The Stroke* ist, dass jeder Einzelne zum Helden seiner eigenen Geschichte wird, ein Kämpfer in der eigenen Schlacht, der sich dem perinatalen Schlaganfall oder auch jeder anderen schwer heilbaren Krankheit entgegenstellt, nicht zuletzt bei Kindern.

Auch die Eltern sind Helden in diesem Kämpfen. Alle Eltern. Aber auch die Ärzte, Pfleger, Forscher, publizierenden Wissenschaftler und die Welt der Informationstechnologie im Allgemeinen. Also wir alle. Und nachdem es viele Schützlinge gibt, brauchen wir ein flächendeckendes Netz von Helfern, die jederzeit kontaktiert werden können. Mithilfe der modernen Technologie ist das möglich.

Facebook zum Beispiel hat uns dabei geholfen, Menschen zu erreichen, die wir sonst nie ausfindig gemacht hätten. Es hat uns gelehrt, dass die ganze Welt wirklich nur einen Steinwurf entfernt ist, wenn man es will, und dass man seine Geschichte allen erzählen kann. Alle Menschen sollen Zugang zu unseren Informationen haben, damit jeder, dem gesagt wird, dass man »leider nichts machen« könne, seinen Arzt mit neuem Wissen, mit einem Stapel Unterlagen, Videos und Fakten konfrontieren kann, All das gibt es auf der Seite von *Fight The Stroke*.

Es wäre schön, wenn aus unserer Erfahrung ein Vorbild entstehen würde, das oft kopiert, erweitert, verbessert und multipliziert würde. Wir würden uns wünschen, dass auch andere das Internet nutzen würden, um ähnliche Erfahrungen zusammenzutragen, zu teilen und auf diesem Wege mitzuhelfen, ein größeres Bewusstsein für das Problem der Schlaganfälle bei Kindern zu schaffen. Heute ist das leider noch nicht der Fall.

Verbreitet herrscht die Ansicht, dass einen alten Menschen ein Schlaganfall trifft, weil er viele Zigaretten geraucht hat und ein Leben lang zu fett gegessen hat. Tatsächlich gibt es aber eine sehr zerbrechliche Bevölkerungsschicht, die bereits einen Schlaganfall erleidet, obwohl sie noch nicht einmal Zeit hatte, die Luft dieses Planeten einzuatmen. Die Erkenntnis, dass es auch ein Neugeborenes treffen kann, hilft vielleicht auch, mit einer gewissen »Schuldkultur« aufzuräumen. Allzu oft wird zwischen Krankheiten unterschieden, die man sich in gewisser Weise selbst »eingefangen« hat, indem man einen wenig gesunden Lebensstil verfolgte, und solchen, die aus heiterem Himmel über einen Menschen hereinbrechen und gegen die er folglich nichts tun kann, nicht einmal darauf reagieren.

Vielleicht liegt in dem bissigen Verb *fight* auch ein anderer Sinn, nämlich, dass wir sehr wohl etwas tun können gegen die Fesseln der Angst, die Menschen in die Resignation, die Starrheit und passive Akzeptanz des eigenen Schicksals treibt.

In dem Augenblick, als wir begannen, im Internet zu agieren, hat sich die Zahl unserer Verbündeten vervielfacht. Es wurden so viele, dass wir aufgehört haben, sie zu zählen.

Daraus ist ein unglaublicher Mehrwert entstanden, eine Gemeinschaft aus wunderbaren Menschen. Unter allen ist mir besonders ein Mann in Erinnerung geblieben. Er lebte in Florida und hatte im Erwachsenenalter einen Schlaganfall erlitten. Er riet uns, Mario ein Nahrungsergänzungsmittel zu geben, das eine bestimmte Art von Omega-3-Fettsäuren enthielt. Und weil es das Präparat in Italien nicht gibt, schickte er gleich eine ganze Packung mit. Einfach so, ohne Gegenleistung, natürlich abgesehen von unserer Dankbarkeit.

Aber auch außerhalb der Netzcommunity hat unsere Geschichte ihre Kreise gezogen. Als wir nach Mexiko reisten, baten wir unsere Freundinnen Laura und Veronica, für uns hundert Armbänder mit der Aufschrift *Fight The Stroke* herzustellen. Während der Reise und nach unserer Ankunft verschenkten wir die Armbänder, und dadurch begannen die Menschen, gezielt danach zu fragen und miteinander über uns, über Mario und das, was wir bisher getan hatten, zu sprechen. Außerdem posteten viele ein Foto ihres »Kämpferarmbands« auf Facebook. Das alles sind kleine, aber wichtige Aktionen, die uns erlaubt haben, innerhalb und außerhalb des Netzes eine Vielzahl von Menschen zu erreichen.

Und dann sind da die Ärzte. Manche von ihnen wehren sich und sind fast zu Gegenspielern geworden, andere sind Verbündete. Viele meiden uns, weil wir ihnen auf die Nerven gehen, immer zu viele Fragen stellen, nachfragen und pausenlos E-Mails schreiben. Wir sind Laien, die sich anmaßen, sich der Sprache und der Kompetenz der Ärzte anzunähern. Manchmal sagen sie tatsächlich so etwas wie: »Ich habe zehn Jahre lang studiert.« Soll heißen: »Seien Sie still, ich weiß schon, was hier zu tun ist.« Wenn sie es nur wirklich wüssten, würde ich auch bis an mein Lebensende schweigen. Aber es gibt auch die Ärzte, die uns begleiten, seit Mario geboren ist, und die nun endlich, nach drei Jahren mit allerlei formalen Argumenten und unzähligen E-Mails, nicht mehr so stark auf Distanz gehen. Inzwischen haben sie – aus welchen Gründen auch immer – eingewilligt, an *Call for Brain* teilzunehmen, einer Veranstaltung, die am 12. September 2014 in Mailand stattfand und uns zum ersten Mal die Gelegenheit gab, über *Open Medicine* zu diskutieren, den offenen Dialog zwischen Ärzten, Wissenschaftlern, Patienten und anderen an Gesundheitsthemen interessierten Menschen.

Zahlreiche Ärzte – Selbstständige, Angestellte, Universitätsbedienstete oder Forscher – suchten sogar den Kontakt zu uns. Wir durften viele außergewöhnliche Persönlichkeiten kennenlernen: Neurowissenschaftler, Neonatologen, Psychologen, Anästhesisten, Reha-Ärzte, Ernährungswissenschaftler, Techniker und Ingenieure aus dem Bereich der Biomedizin, Apotheker, Forscher auf den Gebieten der Epigenetik und Robotik. Sie alle haben anderweitige Verpflichtungen zur Seite gelegt, um bei *Call for Brain* dabei zu sein – Experten der unterschiedlichsten Disziplinen, die an den Wert des Dialoges und der Auseinandersetzung mit dem Patienten glauben. Denn sobald ein spezifisches Detail im Verhalten des Kindes festgehalten wird, und sei es nur auf empirische Weise, kann daraus Innovation entstehen. All diese Menschen haben die Veranstaltung und *Fight The Stroke* aufgewertet. Denn Wert entsteht und wächst mit der kollektiven Intelligenz.

Unsere ganze Geschichte erzählt von Empathie, einem fortschrittsfreundlichen Umfeld, von Forschung, technologischen Innovationen und gemeinsamem Lernen, auch *peer learning* genannt. Aber die Tätigkeit unserer Vereinigung ruht auf fünf Pfeilern und orientiert sich an den Leitlinien, die daraus erwachsen:

1. Im Geiste von *Open Medicine* ein Bewusstsein für das Problem schaffen
2. Risikofaktoren vorbeugen und kontrollieren
3. Frühzeitige Diagnose und Behandlung
4. Therapie in der Akutphase
5. Langzeittherapie

Im Geiste von Open Medicine ein Bewusstsein für das Problem schaffen

Der erste Punkt gleicht einem großen Schirm, der alle anderen Pfeiler überspannt. Wir sind davon überzeugt, dass das Hauptziel unserer Mission darin bestehen muss, das Bewusstsein rund um das Thema Schlaganfall bei Kindern zu schärfen. Warum sind die Gehirne von Kindern so verletzlich? Was sind die Risikofaktoren, die zu Gehirnschäden bei Kindern führen? Wie kann man die Gesundheit von Müttern und Kindern verbessern, um die Häufigkeit von perinatalen Schlaganfällen zu verringern? Wie kann man die Anpassungsfähigkeit eines Neugeborenengehirns nutzen, um eine vollständige Genesung von motorischen und kognitiven Schäden zu erreichen?

Was wir hier brauchen, ist ein radikales Umdenken, so wie wir es auch im Fall von Aids und Brustkrebs erlebt haben. Nur so können Investoren, Pharmafirmen und Krankenhäuser dazu gebracht werden, in die Forschung über das kindliche Gehirn zu investieren. Um eine solche Bewusstseinssteigerung zu erreichen, müssen wir einen Schritt auf die anderen zugehen, mit Menschen sprechen und eine breite Öffentlichkeit einbeziehen, der wir unsere Botschaft erklären.

Nach der TED Global in Edinburgh war *Call for Brain* in Mailand die erste Veranstaltung, die wir zu diesem Zweck organisierten. Wir müssen über dieses Thema sprechen, immer und überall.

Open Medicine bedeutet für uns, das Verhältnis zwischen verschiedenen im medizinischen Bereich involvierten Gesellschaftsgruppen – Studenten, Forschern, Ärzten, Patienten, Verbänden, Pflegepersonal, Bediensteten des Gesundheitssystems, Organisationen – neu zu gestalten.

Wir fragen uns oft, warum Reha-Ärzte und Reha-Therapeuten, deren Arbeit so eng miteinander verknüpft ist, völlig unterschiedlichen Studiengängen folgen, sodass am Ende wir, als Eltern, ihnen getrennt voneinander die Fortschritte unseres Sohnes erklären müssen. Oder warum in einer Zeit, in der Technologie die Bürokratie verschlanken kann, den neuen Möglichkeiten zur Beobachtung von Gesundheitsparametern immer noch mit so viel Skepsis begegnet wird. Diese Möglichkeiten wären in der Lage, dem Arzt wertvolle Zeit zu schenken, die er im Gespräch mit dem Patienten verbringen könnte. Warum muss ein Patient in einer Welt, in der ein Konsument die gleiche Macht hat wie ein Konzernriese, nach wie vor passiver Beobachter bleiben? Ich persönlich habe keine Zeit mehr zu verlieren. Daher ist hier eine Auflistung der Lösungsansätze, die wir uns überlegt haben:

- *Video training.* Die Veröffentlichung unserer Geschichte auf der Internetplattform der TED hat für uns einen entscheidenden Unterschied ausgemacht. So konnten die verschiedensten Menschen erreicht werden, auch solche, die sehr weit weg leben oder keinen Zugang zum Internet haben, wohl aber zu Broschüren oder Zeitungsbeilagen, die beim Kinderarzt ausliegen. Wenn wir das Video also als ein Medium mit großer Reichweite betrachten, könnten wir doch weitere produzieren, in denen wir zum Beispiel über die Spiele sprechen, die wir für Mario erfinden. Oder solche, in denen Ärzte erklären, was ein Schlaganfall ist, Tutorials zur Ausführung bestimmter Übungen oder zum Thema Beidhändigkeit. Ein gut strukturiertes Videolernprojekt also, das man zum Beispiel in den kahlen und tristen Warteräumen des öffentlichen Gesundheitssystems zeigen könnte. Die Menschen, die dort warten, brüten doch ohnehin bereits über medizinischen Themen. Informationen zu möglichen Therapieansätzen könnten dort bereitwillig angenommen werden und Hoffnung auf eine Besserung, neuen Mut und neue Willenskraft schenken.

- *Parents coaching.* Uns haben viele Dinge gefehlt. Uns fehlte jemand, bei dem wir rückhaltlos offen sein konnten, jemand zum Reden, dem wir von unseren Ängsten erzählen konnten, aber auch von praktischen Problemen. Ich meine hier keine professionelle psychologische Unterstützung, sondern den schlichten Kontakt zu anderen Eltern, die sich in der gleichen Lage befinden, nur vielleicht schon ein paar Schritte weiter. Ich erinnere mich gut an die Schwierigkeiten, die wir ganz am Anfang hatten, als wir erst herausfinden mussten, welche Bestätigungen wir brauchten, was alles zu tun war und wohin wir uns dafür wenden mussten. Dabei ging es vor allem um bezahlte Freistellungen laut Gesetz 104 (und späteren Fassungen), Förderlehrer oder die Freikarte für die öffentlichen Verkehrsmittel. Jemand, der diese Stationen schon einmal durchlaufen hat, wäre ein idealer Ratgeber für die Dinge, die wirklich wichtig sind, und könnte die Einsamkeit und Orientierungslosigkeit betroffener Eltern etwas lindern. Denn die Bestätigung der Behinderung durch die Gesundheitsbehörde braucht man nicht nur für die Parkerlaubnis auf einem Behindertenparkplatz, sondern auch für viele andere Dienstleistungen, zu denen man sonst keinen Zugang hätte (Befreiung von der Kostenbeteiligung für Medikamente, Zugang zu fachärztlichen Untersuchungen, Förderlehrer). Es ist ein Irrgarten, der schwer durchschaubar ist, und wer könnte einem hier besser helfen als Eltern, die sich darin schon zurechtfinden? *Peer-to-peer-coaching* nennt sich dieses Konzept. Zu diesem Zweck haben wir eine geschlossene Facebook-Gruppe gegründet, in der fünfzig Familien ihre Geschichten und Ratschläge austauschen können.

- *Datenbanken.* Hier sprechen wir über ein mittel- bis langfristiges Ziel. Wir denken dabei an eine Datenbank, die die Kinder nach Alter, klinischer Diagnose, Therapieverlauf und -resultaten erfasst. Personen, die – unter Einhaltung des erforderlichen Datenschutzes – Zugriff auf die Datenbank erhalten, bekommen dort Informationen zu Videos, die zeigen, wie Kinder mit verschiedenen Problemstellungen umgehen. Wenn Mario mit einem Kind spielen könnte, das die gleichen Probleme hat wie er, einige davon aber vielleicht schon gelöst hat, wäre das eine große Hilfe für beide Kinder. Das Gleiche gilt, wenn ein anderes Kind auf exakt derselben Stufe steht. Sie könnten sich gegenseitig beobachten und gemeinsam lernen, wie man sich den Mantel auszieht oder einen Ball fängt. Das entspricht genau dem *School-in-the-Cloud*-Konzept, über das Sugata Mitra gesprochen hat: Viele Kinder aus weit entfernten Teilen der Welt bekommen die Möglichkeit, einander zu beobachten und voneinander zu lernen. Marios linke Hand könnte von Karims rechter Hand profitieren und dann der linken Hand von Steve, Hu oder Joshua beim Trainieren helfen.

Risikofaktoren vorbeugen und kontrollieren

Wissen Sie, was das größte Problem bei einem kindlichen Schlaganfall ist? Es ist eine riesengroße Sache, die auf eine schwache Gesellschaftsschicht trifft, die zu jung und zu verletzlich ist, um selbst aktiv zu werden. Und für die einschlägige Industrie ist sie nicht interessant.

Trotzdem lehrt uns die Geschichte, dass Bewegungen und Neuerungen ausgerechnet aus unüberwindbar scheinenden Problemen geboren werden.

Im Jahr 1963 verlor die amerikanische Präsidentenfamilie Kennedy den neugeborenen Patrick an das sogenannte Atemnotsyndrom bei Neugeborenen. Damals begann die Forschung, sich mit Atemnot bei Frühgeborenen zu beschäftigen, dank der Mittel einer gut situierten Familie, die den nötigen Einfluss auf die Gesundheitspolitik hatte. Seit den Neunzigerjahren bekommen weltweit Mütter mit Verdacht auf eine drohende Frühgeburt Medikamente verabreicht, die die Atmung des Kindes nach der Geburt erleichtern sollen. Noch vor zwanzig Jahren hätten 80 Prozent der Frühchen dieses Syndrom nicht überlebt. Heute kann die moderne Medizin fast alle retten, nur mit ein paar Injektionen während der Schwangerschaft.

Oder eine andere Erfolgsgeschichte aus dem Bereich der Prävention: In den USA ist die Verabreichung von Folsäure (Vitamin B9) an Frauen in den ersten Schwangerschaftsmonaten spätestens seit 1998 weit verbreitet und hat zu einem Rückgang schwerer Fehlbildungen des Kindes – etwa der Spina bifida, des sogenannten »offenen Rückens« – um 70 Prozent geführt.

Wir glauben nicht mehr daran, wenn jemand behauptet, die Risikofaktoren eines kindlichen Schlaganfalls wären zu zahlreich, um eine effiziente Prävention zu betreiben. Und zwar aus folgendem Grund: Bei Frühgeborenen mit Risiko auf neurologische Beeinträchtigungen, deren Mütter mit Magnesiumsulfat behandelt wurden, werden weniger Fälle von spastischen Lähmungen festgestellt. Das Medikament scheint also in der Lage zu sein, die Neuronen und die Gefäßwände im Gehirn zu schützen. Wir glauben, dass im Bereich Nahrungsergänzung für werdende Mütter noch sehr viel Forschungspotenzial besteht. Also fragen wir: Warum wird in diesem Bereich nicht mehr geforscht?

Frühzeitige Diagnose und Behandlung

Am Anfang wussten wir nur eines: dass man wenig weiß, auch auf behördlicher Seite. Es gibt nur wenige Informationen darüber, wie viele Kinder in Italien einen Schlaganfall erlitten haben, wie sie heißen, wo sie wohnen und wer sich medizinisch und innerfamiliär um sie kümmert. Wir erwähnen das, weil es uns in den vergangenen drei Jahren der intensiven und verzweifelten (das muss auch einmal gesagt werden!) Recherche nicht gelungen ist, sehr viele Daten darüber zu sammeln. Eine mögliche Lösung wäre aber, Menschen in der gleichen Situation miteinander in Kontakt zu bringen, epidemiologische Studien (Können Umwelteinflüsse die Risikofaktoren verstärken?) ins Leben zu rufen, die Daten zu systematisieren, aufzustocken und zu vergleichen.

Diese Daten interessieren uns, weil wir davon überzeugt sind, dass man daraus praktische Schlüsse ziehen kann. Mit einer ausreichenden Datenbasis könnten Forschungsprojekte ins Leben gerufen werden. Neue Therapien könnten erprobt und Prozesse verifiziert werden, nicht nur auf empirischer Grundlage, sondern auch im Bereich der Grundlagenforschung. Zum Beispiel könnten solche Daten die Früherkennung und -behandlung erleichtern, was für die Zukunft des betroffenen Kindes von großer Bedeutung ist.

Kurz nach seiner Geburt wurde Mario in der Entbindungsklinik in Mailand einer Ultraschalluntersuchung seines Gehirns unterzogen. Zu dieser Zeit wurde dort eine klinische Studie durchgeführt, die vielleicht wenig effizient war, wenn man die Ergebnisse betrachtet: Die Statistik bestätigt zwei bis drei Fälle von perinatalem Schlaganfall pro tausend Geburten, auch wenn wir schätzen, dass es mindestens doppelt so viele sind.

Die Gehirnultraschalluntersuchung ist essenziell für die Früherkennung eines Schlaganfalls, aber wenn die Trefferquote nur zwei bis drei Promille beträgt, ist die Bereitstellung von Geräten und Fachpersonal horrend teuer. Die Alternative wäre, sehr viel einfachere Geräte zu entwickeln, die zwar nicht so genau sind wie ein Gehirnultraschallgerät, die aber Alarm schlagen, wenn eine Anomalie erkannt wird.

Wäre es nicht großartig, wenn man in einen Kopfhörer Sensoren einbauen könnte, die den Schweregrad einer eventuell vorhandenen Schädigung messen könnten, und das viel effizienter und früher, als es mit einem Ultraschall möglich wäre? Ein Traum? Sicher, aber einer, der Wirklichkeit werden kann und viele Menschenleben retten könnte.

Auch Textilien mit eingebauten Sensoren würden eine große Innovation darstellen, nicht zuletzt auf psychologischer Ebene. Denn Frühchen unter Beobachtung sind stets voller Nadeln, Sonden und Kabel, in einem sterilen Ambiente, das auf Eltern sehr entmutigend wirkt. Ein Pyjama oder ein Strampelanzug, der Anomalien sofort erfassen kann, wäre nicht nur eine revolutionäre Neuerung. Eine »tragbare« Technologie könnte auch viel dazu beitragen, die Therapie für alle Beteiligten, Eltern und Kinder, weniger traumatisch zu gestalten.

Darüber hinaus könnte man Eltern, deren Kinder wie Mario unter epileptischen Anfällen leiden, ihren Schlaf zurückgeben: Ein Armband oder eine Decke, die sie warnt, wenn eine verdächtige Gehirnaktivität auftritt, könnte diesen Familien wieder mehr Sicherheit vermitteln.

Bei all diesen Beispielen liegt das Problem beim Geld, sicher nicht in der technischen Umsetzbarkeit. Wir könnten bereits heute damit aufhören, diese Dinge als absurde Träume abzutun, und beginnen, Prototypen herzustellen. Aber dafür braucht es ein breites Bewusstsein.

Wenn in Italien seit 1992 gewisse Screeningmaßnahmen verpflichtend sind, zum Beispiel zur Diagnose von Schilddrüsenunterfunktion bei der Geburt (Häufigkeit 1:3.000 Neugeborene), Phenylketonurie (1:10.000) und Mukoviszidose (1:3.000), warum können wir dann nicht die Diagnose eines Schlaganfalls (Häufigkeit 2 bis 3:1.000) gleich bei der Geburt stellen und damit den Kindern die Chance auf eine verbesserte neuromotorische Entwicklung geben?

Therapie in der Akutphase

In angelsächsischen Ländern ist ein typischer Vorgang der Akuttherapie das sogenannte *Baby Cooling:* Wenn Atemprobleme aufgetreten sind oder auftreten, wird der Organismus abgekühlt, indem man die Temperatur im Babybettchen senkt. Ein laienhafter Vergleich: Wenn man auf eine Wunde oder eine Verbrennung Eis legt, verengen sich die Blutgefäße, und die Blutgerinnung wird gefördert. Auf die gleiche Weise könnte man den Brand behandeln, der im Gehirn des Neugeborenen bei einem Schlaganfall wütet. Danach greift man mit Medikamenten ein und kontrolliert die wichtigen Parameter. Aber immerhin hat man in der Zwischenzeit die Schäden, die sich hätten ausbreiten können, eingedämmt, sie schreiten nicht weiter fort, und einige Gehirnareale, die sonst betroffen wären, könnten so gerettet werden. Was hält uns davon ab, diese Methode flächendeckend und standardmäßig in allen Intensivstationen anzuwenden?

Die gleichen Medikationen, die bei erwachsenen Schlaganfallpatienten zum Einsatz kommen, zum Beispiel t-PA (tissue-type plasminogen activator), eine Substanz, die innerhalb von drei Stunden ab Auftreten der Symptome verabreicht wird und die Prognose von akuten Schlaganfallpatienten verbessern kann, sind auch eine interessante Option für die Behandlung von Kindern. Aber es reicht natürlich nicht, die Dosis im Verhältnis zum Körpergewicht des Kindes zu reduzieren. Dazu sind gezielte Forschungsprojekte nötig.

Langzeittherapie

Das Kapitel, das uns am meisten am Herzen liegt und in dem wir das größte Potenzial sehen, ist jedoch die Langzeittherapie. Wir glauben, dass die motorische Rehabilitation sehr viel von anderen Disziplinen profitieren kann. Das gilt auch für solche Bereiche, mit denen auf den ersten Blick keine Überschneidungspunkte zu bestehen scheinen: Robotik, Ernährungswissenschaft und unkonventionellere Therapieformen.

Es ist bewiesen, dass sich die Neuronenverbindungen in den ersten Lebensjahren eines Kindes beträchtlich vermehren, und zwar mit einer Geschwindigkeit von siebenhundert bis tausend Verbindungen pro Sekunde, mehr als in jeder anderen Lebensphase. Wenn das Gehirn in dieser Phase Erschöpfungszuständen ausgesetzt ist – also sowohl positivem als auch negativem emotionalem Stress –, kann das für die Zukunft des Kindes entscheidend sein. Die Studie zu den Spiegelneuronen und das Pilotprojekt am Institut in Pisa stützten sich exakt auf diese Annahme.

Was wir heute in der ambulanten Physiotherapie vorfinden, ist ein fast schon chaotischer Methodenmix. Da kann zum Beispiel wie ein Wunder die Doman-Methode zum Vorschein kommen, ein Ansatz aus Amerika, der für die Rehabilitation von Querschnittgelähmten eingesetzt wird und bei den Müttern jede Menge Hoffnungen schürt. Es wird behauptet, wenn das Kind diesem Protokoll folgt und täglich fleißig die Übungen macht – für die man spezielle, sehr aufwendige und kostspielige Übungsmaterialien kaufen muss –, würde sich der Zustand des Kindes mit Sicherheit verbessern. Auch die Bobath-Methode und andere ähnliche Ansätze, die nach dem Zweiten Weltkrieg in Nordeuropa und den Balkanländern entwickelt wurden, hatten damals, als Reha-Systeme zur Behandlung von erwachsenen Schlaganfallpatienten, sicher ihre Berechtigung. Heute sind sie aber längst überholt.

In der Praxis wird wahrscheinlich keiner dieser Ansätze wirklich gewissenhaft verfolgt. Die Physiotherapeuten nehmen die Vorgaben einer bestimmten Schule und mengen dem eine Art Mantra bei, das auf alle passt: Die Kinder müssen während der Physiotherapie spielen. So kam es, dass Mario ein Jahr lang »öffne die Holzschachtel« und »schließe die Holzschachtel« über sich ergehen lassen musste und bald die Lust an dieser langweiligen Übung verlor. Er hatte blitzschnell verstanden, dass zu einem Spiel mehr gehört als eine Frau im weißen Mantel, die fortwährend erklärt, dass es sich um ein Spiel handelt. Natürlich gibt es auch andere Fälle, jeder Mensch ist anders, aber das Problem liegt vielleicht darin, dass es an einem standardisierten Verfahren fehlt.

In vielen anderen Bereichen ist die Technologie zu einem unverzichtbaren Element geworden. Warum sollte das in der Physiotherapie nicht auch so sein?

Eine der ersten Maßnahmen, auf die wir setzten, war die

Arbeit mit der Kinect-Hardware, um darauf richtige Spiele zu entwickeln. Kinect ist ein Zubehör für die Xbox-Spielkonsole, das man als Sensor bei Videospielen benutzt. Das Prinzip ist folgendes: Das Kind erlernt die korrekte Ausführung einer Bewegung von jemandem, der sie am Computermonitor oder auf dem TV-Bildschirm zeigt. Das Spielerische bei der Übung könnte das Kind animieren, den von dem Schlaganfall beeinträchtigten Arm zu benutzen und mithilfe des Computers zu kräftigen.

Dieser Lösung, die ich hier etwas vereinfacht dargestellt habe, liegt in Wahrheit eine sehr viel genauere, fachspezifische Methode zugrunde, nämlich die *Action Observation Therapy,* die auf der Theorie der Spiegelneuronen aufbaut und helfen soll, die Gehirnplastizität von Patienten mit Bewegungseinschränkungen zu fördern. Es könnte daraus sogar eine dauerhafte Physiotherapielösung entstehen, vor allem für Patienten, die nicht in Ballungsräumen leben und nicht jeden Tag den weiten Weg zur ambulanten Therapie zurücklegen können.

In diesem Bereich haben wir viele Projekte angestoßen. Der erste Prototyp eines Spiels ist bereits geboren. Es handelt sich dabei um die Simulation von Seifenblasen, die das Kind zum Platzen bringen soll. Daraus ergeben sich mehrere Vorteile: Jede Bewegung des Kindes kann nachverfolgt werden, ohne jeden Zwang, der die Spielerfahrung des Kindes nur trüben und das Spiel als Übung enttarnen würde. Man kann während des Spieles auch Daten sammeln, die verschiedene Auswertungen erlauben. Das Schwierigkeitsniveau kann an die individuellen Bedürfnisse des Kindes angepasst, die Performance gespeichert und ein Überblick über die Fortschritte angezeigt werden.

Der nächste Schritt wäre, alle möglichen Alltagsgegenstände mit einem Spiel zu verknüpfen: So könnte man einen

Sensor in eine Gabel einbauen, in ein Glas oder einen Teller, und so auch im Alltag weiterspielen. Es geht dabei darum, rings um das Kind sozusagen Hunderte von Spiegeln aufzustellen, in denen es die Stimuli erkennt und die seine ausgesandten Informationen empfangen.

Denn letztlich liegt das große Problem doch darin, dass ein Arzt immer nur fünf oder zehn Minuten zur Verfügung hat, um zu beobachten, warum ein Kind keine Armrotation durchführt. Die große Herausforderung wäre daher, alle Daten zu sammeln und damit eine Art kollektives Wissen zu schaffen, mit dem einem Kind die Erfahrungen aller Experten der Welt zur Verfügung stehen, und zwar ohne zeitliche Begrenzung.

Oder wie wäre es mit einem Zauberspiel? Unrealistisch? Aber nein! Es gibt dazu bereits ein Projekt, das von einer israelischen Wissenschaftlerin in Zusammenarbeit mit einer englischen Universität ins Leben gerufen wurde. Dabei handelt es sich um einen Zauberkasten, der eigens für hemiplegische Kinder im Alter zwischen sieben und zwölf Jahren entwickelt wurde.

Das Außergewöhnliche daran ist, dass alles, was man damit machen kann – die verschiedenen Shows, die Tricks und Übungen –, beidhändige Bewegungen voraussetzt. Man denke etwa an Kartentricks oder den Trick mit dem verschwundenen Taschentuch. Darüber hinaus hatte die Zauberei immer schon, und in allen Kulturen, eine große Anziehungskraft. Stellen Sie sich vor, Sie sind sieben Jahre alt und all Ihre Mitschülerinnen und Mitschüler sind in irgendetwas gut: beim Sport oder in einer künstlerischen Ausdrucksform. Sie hingegen können weder Geige noch Ball spielen. Da bieten die »Zauberkräfte« dem halbseitig gelähmten Kind eine zusätzliche Chance, die Herausforderungen des Alltags zu meistern.

Fight The Stroke möchte diesen Zauberkasten nicht nur mit der Hilfe eines berühmten Illusionskünstlers wie Marco Tempest ins Land holen, sondern ihn vor allem um einige Technologieelemente erweitern.

Und dann ist da noch die Musik. Bereits heute gibt es Instrumente, die mit Vibrationen Objekte zum Klingen bringen, wenn wir sie berühren. Oder Instrumente, deren Klangwellen man mit dem Körper verändern kann. In einem multisensorischen Ansatz, der die Performance eines Kindes nachverfolgt, könnten zusätzlich zu den mechanischen Prinzipien der traditionellen Therapie auch solche Innovationen dazu benutzt werden, eine Sitzung zu etwas Besonderem zu machen und dem Kind die Chance zu geben, etwas Neues zu lernen. Dort fände dann nicht mehr nur Physiotherapie statt, sondern ein Kurs im Zaubern oder Musik: Fähigkeiten, die das Leben des Kindes bereichern.

Zum Schluss seien auch noch die ayurvedische Medizin, die Ernährung und die Akupunktur erwähnt: Warum muss man sich eigentlich in den Wartezimmern der Krankenhäuser immer schämen, wenn man mit anderen Müttern (denn es sind immer nur die Mütter) über unkonventionelle Therapieansätze spricht, für die es keine wissenschaftlichen Beweise gibt? »Aber die Ärzte regen sich immer so auf, wenn sie erfahren, dass du deinem Kind Lebertran gibst …«

Die Ärzte regen sich auf? Und was ist mit mir?

11
Call for Brain

In der Nacht vor unserem TED Talk, als wir in unserem Bett in Edinburgh lagen, träumte Roberto von etwas, was er sich wünschte: wir beide, wie wir neben Mario auf dem Podium knien. Und vor uns erstreckt sich das Publikum wie ein wunderschöner Spiegel.

Es heißt, wenn man etwas erreichen will, ist der erste Schritt, es sich vorzustellen. Sich leise ein Bild davon zu machen und es in die Gedanken einsinken zu lassen. Und dann, mit diesem festen Bild vor Augen, arbeitet man sich rückwärts heran: Man tut alles, was möglich ist, um die Distanz zwischen der Projektion der Wünsche und ihrer Konkretisierung zu verringern. Das ist etwa so, als dächte man sich im Geiste einen Weg aus und hinterließe dort seine Fußabdrücke, um erst danach an den Start zu treten und den Weg tatsächlich zu gehen. So machen es auch Sportler vor einem Wettkampf: Sie visualisieren die perfekte Performance.

In Edinburgh hat das funktioniert. In der Nacht vor dem *Call for Brain* hingegen träumte ich gar nichts. Klar, wir hatten auch nur wenige Stunden Schlaf, und wir konzentrierten uns auf den reibungslosen Ablauf der Veranstaltung. Würden die fünfhundert Leute, die sich angemeldet hatten, auch tatsächlich kommen? Würden sie zufrieden sein? Und das Catering? Siebenhundert Flaschen Mineralwasser waren noch nicht geliefert worden, die Organisation, die Videos, die T-Shirts, die Badges, der Versammlungssaal, die Ausstattung …

Wenn man im Namen einer großen Firma eine Veranstaltung organisiert, scheint alles so einfach, aber wenn man es allein macht, wird man sich erst darüber bewusst, wie wichtig Details sind. Und dass man nichts als selbstverständlich voraussetzen darf. Es war eine harte Zeit, aber ich wusste, was ich wollte. Roberto und ich hatten viel investiert, um all diese Menschen einen Tag lang zusammenzubringen.

An die erste Hälfte des Vormittags kann ich mich nicht mehr klar erinnern. Erst mal gab es viel Händeschütteln, überschwängliche Begrüßungen, ein letztes Briefing. Die Freude, die freiwilligen Helfer von *Fight The Stroke*, Mario, der mich fragt, was auf den Schildern steht, die die Leute um den Hals tragen. Ich bleibe stehen, schaue, grüße, irgendwo läuft der Videomitschnitt unseres TED-Vortrags. Ich weiß nicht, wie viele Male ich ihn schon gesehen habe. Menschen, die sich bedanken, man wünscht einander ein gutes Gelingen.

Dann kam dieser eine Satz von Thomas Gözt: »Wir können nicht mehr nur auf herkömmlichen Denkweisen aufbauen, jetzt liegt alles an uns.« Also los. Denn das hatte uns auch Dr. Rizzolatti bereits gesagt: Wir stehen erst am Anfang.

Am 12. November 2014 fand auf dem Campus des Politecnico in Mailand die Konferenz *Call for Brain* statt, das erste Wochenende, das sich den Herausforderungen der Medizin und den Innovationen im Technologiesektor widmete. Ein international anerkanntes wissenschaftliches Gremium hatte zwölf Talks der TEDMED-Konferenzen von Washington D.C. und San Francisco ausgewählt, die exklusiv bei *Call for Brain* gezeigt wurden und die Diskussion zwischen Ärzten, Patienten und Innovatoren anfachen sollten.

Die von *Fight The Stroke* mit Unterstützung verschiedener Partner und Sponsoren organisierte Veranstaltung konnte aber nur entstehen, weil wir eine Reise verschoben hatten. Eigentlich wollten Roberto und ich nämlich zum TEDMED, der TED-Veranstaltung, die sich Themen der Medizin widmet, in die USA fliegen. Doch dann wurden wir zu TEDMED Ambassadors ernannt und bekamen dadurch die Möglichkeit, diese Beiträge über die Grenzen der Medizin und der Technologie zeitgleich mit ihrer Ausstrahlung in den USA zu zeigen. Ganz exklusiv.

Angespornt von dieser großartigen Chance taten wir, was wir konnten, um das Event in Mailand zu einem großen Fest des Dialogs und des Gedankenaustauschs zu machen. Wir hatten den Tagesablauf in Blöcken konzipiert, die fließend ineinander übergehen sollten. Es gab drei Sessions, zwei am Vormittag und eine am Nachmittag. Auf die Projektion einiger Videos folgten offene Diskussionen unter Ärzten, Wissenschaftlern, Studenten, Patienten und ganz normalen Leuten, die wir dazu aufforderten, sich miteinander auseinanderzusetzen. Denn jeder von ihnen hatte eine Erfahrung, einen Gedanken oder eine Vision beizutragen. Dann, zur Mittagszeit, folgten Workshops und Unconference (Nichtkonferenz): Nach dem Vorbild der TED bietet sich hier Gelegenheit zum Networken und Zusammentreffen mit Menschen, die gemeinsame Ideen und Projekte verfolgen. Man infiziert sich mit Ideen, teilt, tritt aus der Vergangenheit hervor und eröffnet neue Perspektiven. Vielleicht sehr gewagte Perspektiven, manchmal sogar verrückte. Aber das Entscheidende war, aus den gewohnten Schemata auszubrechen.

Thomas Gözt sagte den erwähnten Satz nicht nur so im Vorbeigehen. Der Autor, Unternehmer und Erneuerer im Gesundheitsbereich war unter den Vortragenden der ersten

Session und sprach über die Zukunft des Geschäfts mit der Gesundheit. Er sagte viele Dinge, in denen Roberto und ich uns wiederfanden, zum Beispiel, dass wissenschaftliche Errungenschaften nicht im Reagenzglas bleiben müssen, sondern sich wie eine gute Epidemie verbreiten sollten, damit sie Investitionen anziehen und so die Arbeit des Wissenschaftlers ausweiten.

Unser Ziel für diesen Vormittag war es, Menschen zu involvieren und die Regeln zu ändern. Und da war es kein Zufall, dass die erste Session den Titel »Turn It Upside Down« (Alles auf den Kopf stellen) trug und Vorträge über die Herkunft von Epidemien (Sonia Shah), Stillen und Vorbeugen (Elisabeth Bimla Schwarz) und den Placeboeffekt (Ted Kaptchuk) beinhaltete. Alles Themen, mit denen auch wir, die wir keinen weißen Kittel tragen, etwas anfangen konnten. Aber sie wurden nicht mit den üblichen Gemeinplätzen behandelt, sondern lenkten die Aufmerksamkeit auf unkonventionelle Sichtweisen.

»We Just Don't Know« (Wir wissen es nicht) war der rote Faden, der sich durch die zweite Session zog und Talks von Jeff Iliff über den Zusammenhang von Gehirn und Schlaf, von Rosie King über Autismus und Normalität und von Elizabeth Holmes, der Gründerin von *Theranos* und Erfinderin des Bluttests mit nur einem einzigen Tropfen, enthielt. An Rosie Kings Vortrag werde ich mich noch lange erinnern. Ich hatte mir immer vorgestellt, dass ein autistischer Mensch zwangsläufig isoliert ist und Schwierigkeiten hat, mit anderen zu interagieren. Aber diese Frau stand auf der Bühne, als wäre sie dort geboren. Mehr noch: Sie sprach auf eine fesselnde Weise, freundlich und ironisch, ohne jegliche Scham. Was ist denn nun tatsächlich Normalität?, fragte ich mich zum x-ten Mal, während ich Rosie ansah.

Meistens sind es die wahren Geschichten, die uns fesseln.

Auch June hatte uns das gesagt, als wir uns damals auf Edinburgh vorbereiteten. Die dritte Session unter dem Titel »Flat Out Amazing« (Schlichtweg unglaublich) war ein Beispiel dafür: Sie beinhaltete Berichte, die einen emotional mitreißen. Es waren persönliche Geschichten, in denen große Krisen durch Willenskraft und Mut überwunden worden waren. Durch die Willenskraft, die jeder von uns in sich trägt, und den Mut, Prinzipien umzukrempeln, die alternativlos erscheinen. Es sprachen Diana Nyad und Marc Koska, Jared Heyman und die furchtlose Kitra Cahana, eine Fotografin, die es geschafft hat, mit einem unbeugsamen Realismus das Trauma ihrer eigenen Familie zu dokumentieren.

Es gab keine Kaffeepausen. Während der offenen Diskussionsrunden hatte man tatsächlich den Eindruck, sich im Inneren eines kollektiven Gehirns zu befinden. Mikrofone wurden durch den Saal gereicht, Ärzte diskutierten mit Studenten, Gründer von Start-ups mit Wissenschaftlern. Es sprachen Patienten, Eltern und Menschen, die das Bild einer anderen Welt vor Augen hatten.

Immer wenn mich eine Erzählung berührte, machte ich mir Notizen.

»Die Medizin muss sich den Menschen annähern, auch mit ihrer Sprache.«

»Apropos Engagement: Das Allerwichtigste ist, dass man mit dem Patienten fühlt, ihn anhört und ihm in einer Sprache antwortet, die er verstehen kann.«

»Ein Perspektivwechsel ist immer mühsam, aber wie unendlich viel können wir davon profitieren!«

»In der Medizin bedeutet Big Data nicht nur, dass andere Zugriff auf unsere Daten haben, sondern auch, dass die Daten zugunsten langfristiger Studienzwecke geteilt werden. Wenn wir also die Sensoren winzig klein machen und auf einem textilen Untergrund anbringen, können wir die Patienten bitten, für die Sammlung neuer Daten mit uns zusammenzuarbeiten.«

Mit vielen der Menschen, die diese Sätze sagten, hatten wir noch nie zuvor gesprochen, und doch teilten wir erstaunlicherweise dieselben Ideen. Ein Student aus dem Fach Ingenieurswesen beeindruckte mich besonders. Er erzählte uns von seinem Traum, der darin bestand, Mensch und Maschine zu einen. Damit sein Traum Wirklichkeit würde, müsste er aber schon heute seine Hausaufgaben gründlich machen, Daten analysieren und Entscheidungen treffen. Einen Fahrplan niederschreiben, dachte ich. Den Weg finden und die Spuren deutlich markieren, bevor man ihn begeht. Alles hängt von uns ab.

Und ich bekam noch eine Bestätigung: Immer wieder, zuerst durch einzelne Wortmeldungen, doch dann mit immer breiterer Übereinstimmung, äußerten die Teilnehmer das, was Roberto und ich schon seit drei Jahren gesagt hatten: dass es auch unter Ärzten eine tief greifende kulturelle Veränderung geben muss. Das gilt für die Informationsbeschaffung – es war die Rede von Google Glasses für Ärzte, virtuellen Krankenakten, die gemeinsam mit den Patienten geführt werden, und einer aktiveren Art des Zuhörens. Aber es gilt auch für die Zeit der Behandlung. Die Ärzte müssen mit den Menschen in einen Dialog treten und mit ihnen in einer Sprache sprechen, die sie verstehen. Sie müssen in der Lage sein, die Menschen in ihrem echten Leben zu sehen, nicht nur in ihrer Praxis.

Call for Brain war also nichts weniger als der Versuch, das Leben für alle ein wenig leichter zu machen. Um dieses Ziel zu erreichen, war es einerseits notwendig, zu einfachen Worten und wahren Geschichten zurückzukehren, denn wir alle möchten einmal Helden einer Geschichte sein. Helden eines Stückes Welt, und sei es auch noch so klein. Andererseits müssen wir vorankommen, so schnell es geht, und zwar in

Richtung wegweisender Technologien und neuer Denkmuster. Kurz gesagt: in Richtung Zukunft. Aus diesem Grund wollten wir unsere TEDMED verwirklichen, im Zeichen von #fightthestroke.

Beim Mittagessen, dachten wir, sollte Gelegenheit zum Networken zu verschiedenen wichtigen Themen sein.

Und hier sind die Titel einiger Beiträge, die einen Überblick über den Inhalt der Gespräche geben:

- Technologie und Erfolgsfaktoren bei jungen Schlaganfallpatienten
- Gemeinsame Diagnose durch Patienten und Ärzte im Netz
- Das Internet zwischen Arzt und Patient: neue Rollen und Begegnungsmodelle im Medizinbereich
- Telemedizin
- Die Abkehr von Medikamenten
- Digitales Sharing von *visit notes*
- Zahlen oder erzählen? Kommunikation in der Medizin zwischen evidenzbasierten Zahlen und Erfahrungsberichten
- Google Glasses in der Medizin und anderen Bereichen
- Spiegelneuronen im täglichen Leben
- Die Technologie des Lachens: die Kraft des Humors im Dialog zwischen Arzt und Patient

Aber der wahre Kern der ganzen Veranstaltung ging über die Worte, Beiträge und Diskussionen hinaus. Der Kern lag in der Methode.

»Was sollen wir machen, Spielchen so wie vor zwanzig Jahren?«, fragte ein Experte Roberto.

»Ja, genau. Genau wie damals, als die Innovation bei der Rehabilitation stehen blieb«, antwortete Roberto.

Ein hartes Urteil. Ein Ventil. Der Aufschrei eines Vaters und einer Mutter, die vorankommen wollen, die etwas Greifbares schaffen und nicht immer bei denselben Worten hängen bleiben wollen. Ein kleiner Trick, um einen Schritt nach vorne zu tun. Ein Zug, mit dem keiner gerechnet hat.

In diesen Monaten hatte *Call for Brain* für uns oberste Priorität. Man könnte aber auch sagen, es war eine Art Vorwand, um etwas noch viel Wichtigeres zu erreichen: nämlich zwei Stunden lang jene Köpfe in einem Raum zu versammeln, die das Zeug dazu hatten, die Rehabilitation von Mario und all den anderen Kindern zu verändern, zu modernisieren und zu verbessern.

Wir wollten also eine Schar von Wissenschaftlern gemeinsam in einen Raum stecken und sie einander gegenüberstellen. Ohne Zwang, voller Offenheit, ohne Regeln oder rollenbedingte Hemmnisse, ohne Maske, nur mit der Freiheit des Gedankens. Zwanzig grundverschiedene Persönlichkeiten, jede von ihnen ein Experte auf dem eigenen Gebiet, sollten für einige Stunden nebeneinander sitzen. Wir wollten einen Ansteckungseffekt. Wir suchten innovative Ideen, die sich auf die Reha-Techniken auswirken konnten und über die bloße Theorie hinausgingen. Wir wollten etwas Greifbares schaffen, innovative Handlungspläne entwerfen.

Das war unser Ziel. Wir hatten tolle Ideen, aber wir waren eben keine Wissenschaftler, sondern Eltern. Wir mussten sehen, was unsere Ideen wert waren, und andere Ideen entdecken. Wir brauchten sie und ihre Köpfe. Es war ein *Call for Brain*, im wahrsten Sinne des Wortes, ein Appell an die Köpfe.

»Wir wären trotzdem gekommen«, sagte einer der Forscher zu mir, als wir nach dem Workshop beichteten, dass die TEDMED-live-Konferenz quasi nur ein Vorwand gewesen war, sie alle zusammenzubringen. Aber das stimmte nicht: Ohne die TED wäre es uns nicht gelungen, die Gruppe in dieser Zusammensetzung zu vereinen: Rizzolatti, die Entdecker der Spiegelneuronen, die Reha-Experten, die Ärzte, die Ingenieure, die Studenten und Patienten – ohne das Rampenlicht, das ihrer Person schmeichelte, wären sie nicht gekommen. Ein einfacher Workshop hätte sie nicht gelockt. Aber ein Event, bei dem sie selbst im Rampenlicht stehen und ihre Ideen ins Spiel bringen, indem sie sich mit Studenten und Eltern mischen, einander treffen und kennenlernen? Das lockt schon eher. Diese Koryphäen haben schließlich oft auch ein ausgeprägtes Ego und sind eher vertikale als horizontale Veranstaltungen gewöhnt, wo sie auf dem Podium stehen und nicht im Publikum sitzen.

Als sie dann gleich nach dem Mittagessen allein in diesem Raum saßen, verstanden sie erst einmal nicht recht, was das sollte. Und nachdem ihnen der Trainer vorgestellt wurde, ein Profi für Innovationsprozesse und Design-Thinking, reagierten manche sogar verärgert.

»Sollen wir jetzt etwa auch noch Übungen machen?«, konnte man eindeutig in ihren Augen lesen. Sie verschränkten die Arme. Es war ihnen bereits seltsam vorgekommen, am Vormittag im Publikum zu sitzen und kein Podium mit Scheinwerferlicht zu bekommen. Warum durften sie hier nicht über ihre Fachbereiche sprechen, in denen sie Außerordentliches leisteten? Und jetzt wurden sie zu allem Überfluss auch noch gebeten, sich in Gruppen zusammenzufinden. Immerhin in Gruppen mit anderen Koryphäen, aber deren Betätigungsfelder waren meilenweit von ihren eigenen entfernt! Das war zu viel. Sie verstanden es nicht. Oder sie hatten Angst. Würden sie bereit sein, so weit zu gehen?

Zwei Stunden später wollten sie überhaupt nicht mehr aufhören. Sie engagierten sich, forschten, diskutierten, konfrontierten sich mit anderen. Es machte ihnen Spaß. Sie genossen es zu erzählen, was sie in den weniger als zwei Stunden entdeckt hatten, indem sie ihre eigenen Ideen mit dem Wissen der anderen mischten. Der Neonatologe mit einem der fantastischen vier Entdecker der Spiegelneuronen, der Ernährungsexperte mit dem Robotikgenie, die Leute von den Biomarkern mit dem Guru der Entwicklungspsychologie, die Eltern eines halbseitig gelähmten Kindes mit Menschen, die einen technologischen Avatar schaffen wollten. Unzählige Neuronen schlossen sich zusammen und schufen ein neues, kollektives Gehirn, das viel größer und besser war als jeder Einzelne.

Manchmal könnte man glauben, dass Workshops immer nur Verwirrung stiften und höchstens zum Brainstorming gut sind. Und tatsächlich ist Brainstorming in Italien oft gleichbedeutend mit einem riesigen Tumult. Es ist eine Gelegenheit, die eigene Frustration auszukotzen und lauthals Gemeinplätze anzubringen. Daher waren wir auf Nummer sicher gegangen: Wir kannten den Moderator schon seit Längerem und wussten, dass seine Techniken die Gruppe zu sehr konkreten Ergebnissen führen würden. Am Tag X unterteilten wir die Teilnehmer in Fünfergruppen, baten jede, sich zu einem der uns am Herz liegenden Themen – Früherkennung, Spiegelneuronen, Rehabilitation und Technologie – Gedanken zu machen und eine Idee beziehungsweise ein innovatives Projekt auf die Beine zu stellen.

»Wir wollen ehrlich zu Ihnen sein: Wir sind Egoisten. Uns interessieren weder Ihre Studien noch Ihre akademischen Titel. Wir wollen Ihnen keine Huldigungen darbringen, noch verstehen wir genau, was Sie eigentlich tun. Uns interessiert nur das Wohl unseres Sohnes Mario und aller anderen Kinder, die so sind wie er. Und für den Fall, dass Sie denken, Mario sei doch nur ein Kind von vielen, dann lassen Sie sich gesagt sein, dass das nicht stimmt. Wenn Sie glauben, sich hinter Hunderten von Seiten für uns unverständlicher Texte verstecken zu können, dann können wir es hier und jetzt auch sein lassen und in die nächste Kindernotaufnahme fahren, damit Sie sehen, wie traumatisch es für ein Kind ist, sich Blut abnehmen zu lassen, ohne Kopfhörer ein EEG durchführen zu lassen oder stunden- beziehungsweise tagelang in einem Krankenhaus eingeschlossen zu sein.«

Wir haben schwere Geschütze aufgefahren, aber wir hatten ja auch nichts zu verlieren. Diese Worte waren aber nicht nur ein Ventil für uns, sondern ein Appell, konkret zu werden und sich wirklich ins Zeug zu legen.

Alle haben sie darauf reagiert. Es wurde gegenübergestellt, diskutiert und ausprobiert. Wenn etwas schiefging, versuchte man es noch einmal. Sie stellten sich der Aufgabe. Die finsteren Mienen verflüchtigten sich und machten lachenden Gesichtern, Neugierde und Entdeckergeist Platz. Sie dankten uns für die Gelegenheit, einander kennenzulernen, und wir dankten ihnen, dass sie sich bereit erklärt hatten, von ihren Podien herabzusteigen.

Einige der Ideen waren unausgegoren, was der kurzen Zeit geschuldet war, aber manche waren auch sehr gut. Überrascht hat uns vor allem, dass die anerkanntesten Wissenschaftler bestätigten, was wir bereits seit drei Jahren lernten: dass Rehabilitation mitten im Alltag stattfinden muss, in kleine Gebrauchsgegenstände verpackt, dass die Familie und das Umfeld mindestens ebenso wichtig sind wie die Physiotherapie und dass vor allem die Motivation des Kindes bereits die halbe Miete ist. Alles Dinge, die uns Eltern offensichtlich erscheinen, die aber in den Rehabilitationsplänen keine Anwendung finden, höchstens ganz am Rande. Aber jetzt sagten das auch die Wissenschaftler, und sie fanden unsere Ideen richtig. Jetzt galten diese Ideen etwas, weil sie von ihnen für gültig erklärt wurden.

Mit unserem unkonventionellen Schachzug hatten wir einen großen und wichtigen Schritt nach vorne getan, denn wir hatten gezeigt, dass Rehabilitation mithilfe der modernen Wissenschaft verbessert werden kann.

Mit diesem Tag haben wir drei Jahre intensivster Studien abgeschlossen, und jetzt stehen wir wieder am Anfang. Jetzt haben wir Gelegenheit, Dinge zu erneuern, Einfluss auf die realen Verhältnisse auszuüben. Wir haben das Gefühl, dass unsere Verantwortung damit noch viel größer geworden ist.

An dieser Stelle würde ich gerne noch eingehend von den beiden darauffolgenden Tagen berichten, dem 13. und 14. September, als auf die TEDMED ein HackMed folgte. Es war der erste Hackathon zum Thema Medizin in Italien und wurde in Zusammenarbeit mit PoliHub, Empatica, Pazienzi.it und vielen anderen Partnern organisiert. An diesen zwei Tagen haben sich Experten verschiedener Informatikbranchen, Softwareentwickler, Designer und Maker zusammengefunden, um über die Erforschung des menschlichen Körpers anhand moderner Technologien nachzudenken.

Aber diese Geschichte soll nicht von Superhelden handeln. Die Helden sind nur Mario und die anderen Kinder. Unsere Geschichte handelt von ganz normalen Eltern, die sich jeden Augenblick fragen, ob sie das Richtige tun. Und die sich fragen, ob all die Zeit, die sie damit verbringen, sich einzulesen und mit dem Kopf gegen eine Wand aus Gleichgültigkeit und Vorurteilen anzurennen, tatsächlich sinnvoll genutzt ist.

Diese drei Tage in Mailand zu organisieren, war eine Mammutaufgabe. Sechs Monate harte Arbeit, auch im August, als alle anderen Urlaub machten. Sowohl für uns als auch für Mario war das eine stressige Zeit. Wir haben gestritten, schlaflose Nächte verbracht und schwierige Entscheidungen getroffen. Wir mussten andere und uns selbst oft vor den Kopf stoßen.

Aber wenn es einfach wäre, müssten wir es nicht machen, sagten wir uns immer wieder. Außerdem wollten wir Mario in fünfzehn, zwanzig oder dreißig Jahren sagen können, dass wir alles versucht hatten, mit aller Kraft. Diese Einstellung ist das Einzige, was wir Mario weitergeben können und wollen. Gib niemals auf, mein Sohn, niemals! Welchen Weg du auch einschlägst, welcher Spur du auch folgst, du wirst jeden Tag und jede Minute immer erst am Anfang stehen.

Nachwort von Giacomo Rizzolatti
Wir stehen erst am Anfang

»Was gibt es noch für uns zu tun? Was kann man noch verbessern?« Wie viele Male hat man mir diese Frage wohl gestellt? Auch Francesca hat mich das gefragt. Sie verbarg ihre mütterliche Sorge hinter einem neugierigen Blick, so wie alle Menschen es tun, die in einem Hindernis stets eine Chance zur Verbesserung sehen.

»Wir stehen erst am Anfang«, habe ich ihr provokativ geantwortet. Tatsächlich glaube ich, dass mit den wissenschaftlichen Errungenschaften rund um die Spiegelneuronen bereits viel erreicht worden ist. Natürlich muss die Forschung weitergehen, und ich hoffe, dass in den nächsten Jahren noch viele gute Überraschungen folgen. Man könnte zum Beispiel den Mechanismus der Spiegelneuronen auch bei Nagetieren nachweisen. Auf diese Weise würden wir mehr über die biochemischen und genetischen Mechanismen vieler Krankheiten erfahren, in die die Spiegelneuronen involviert sind. Dabei spreche ich nicht nur von Schlaganfällen, sondern auch von Autismus und Parkinson. Die neuen Erkenntnisse könnten uns sehr viele Informationen liefern, die weit über die Entwicklung von Medikamenten hinausgehen.

Auf zwei sehr konkreten Gebieten liegt jedoch noch jede Menge Arbeit vor uns:

Vor allen Dingen müssen wir die technischen und anwenderischen Aspekte verbessern. Die für den Rehabilitationsprozess eingesetzten Videos sind immer noch dieselben, die wir vor vielen Jahren gemeinsam mit Luciano Fadiga und Giovanni Buccino gedreht haben. Die Videos sind noch in 2-D, obwohl es heute möglich wäre, sie in 3-D zu produzieren oder zumindest mit Softwareprogrammen, die dem Bild eine reale Tiefe verleihen. Das ist ein für uns sehr interessanter Weg, nicht aus ästhetischen Gründen oder weil 3-D cooler ist, sondern einfach, weil der Anreiz stärker wird, je realer die Bilder sind. Wir würden auch gern die Kinematik gesunder Gliedmaßen filmen und die Videos den Kindern vorführen. Die Geometrie dieser Bewegung kann ihnen mehr als alles andere helfen, beschädigte Synapsen und Schaltkreise zu heilen.

Die Verfahren müssen mithilfe der neuen Technologien verbessert werden. Das Ziel sollte dabei sein, die allgemeine Beschränkung auf bestimmte Orte zu überwinden. Denn diese Beschränkung ist eine echte Strafe für all jene, die nicht in der Nähe der wenigen spezialisierten Zentren leben. Es ist höchste Zeit, alle Stimuli zu standardisieren, sie effizienter und dreidimensionaler einzusetzen.

Doch die Technologie ist nicht die einzige Ressource, die wir nutzen müssen, und damit komme ich zum zweiten Punkt. Kürzlich traf ich Francesca, die eben dabei war, einen zweimonatigen Aufenthalt mit Mario und Roberto in den USA zu planen. Und prompt fragte sie mich: »Was können wir Ihrer Meinung nach von den Amerikanern lernen?«

»Das Organisationstalent«, antwortete ich ohne langes Zögern. »Dass sie ihre Ideen einfach umsetzen.« Das ist die zweite Front, an der wir in Italien noch viel arbeiten müssen. Denn das würde ja zum Beispiel bedeuten, dass auch Ärzte mitarbeiten müssten, indem sie jede Patientenakte akribisch ausfüllen.

Organisation bedeutet aber auch, dass Bürokratie abgebaut werden muss. Denn der gute Wille, der auf der Ebene der Entscheidungsträger zutage tritt, verliert sich oft auf dem Weg zur konkreten Umsetzung. Diese Kluft, dieser bürokratische Sumpf, der jede gute Absicht im Keim erstickt, muss trockengelegt werden. In Chicago zum Beispiel stellt das Krankenhaus älteren Patienten ein Transportmittel zur Verfügung, das sie von zu Hause abholt und in die Klinik bringt. Diese Idee ist ganz simpel, aber grundlegend, denn sie nimmt den Familien die Last des zusätzlichen Weges von den Schultern und begünstigt somit eine Fortführung der Therapie. Solche kleinen Dinge bauen die notwendigen Brücken zwischen der Wissenschaft und ihrer praktischen Anwendung.

Organisationstalent heißt auch, Alternativlösungen der Versorgung zu finden, wo diese nicht flächendeckend möglich ist. Natürlich gibt es in Italien spezialisierte Einrichtungen. Dabei denke ich an das Institut in Pisa, in dem Mario behandelt wurde, oder die Kinderklinik Bambino Gesù in Rom. Aber es sind sehr wenige, und sie können den Bedarf im ganzen Land nicht abdecken. Hier zeigt sich wieder die Notwendigkeit eines umfassenden Screeningprogramms oder eines Frühtests, der zur Auswertung an die Spezialeinrichtungen geschickt wird.

Wenn ein Kind heute in einem schlecht ausgestatteten Krankenhaus mit einem Schlaganfall auf die Welt kommt, entstehen sofort ernsthafte Schwierigkeiten, denn die Rehabilitation muss unverzüglich eingeleitet werden. Man kann nicht warten und hoffen, dass es sich vielleicht doch noch bessert. Wir wissen, ohne Hilfe wird das nicht der Fall sein. So würde diesem Kind die Chance auf Besserung verweigert.

Im Bereich der Rehabilitation hat gute Organisation

auch wieder mit Technologie zu tun, denn dank moderner Möglichkeiten ist es heute denkbar, (beinahe) den gesamten Reha-Verlauf aus der Ferne zu lenken. Es ist eine Frage der Fairness und letztlich auch der Demokratie, denn wenn es uns mithilfe der Technologie gelingt, alle Menschen zu erreichen – unabhängig von ihrem Wohnort, ihren finanziellen und zeitlichen Möglichkeiten –, dann scheint die Vorstellung, dass einmal alle Menschen auf der gleichen Stufe stehen, gar nicht mehr so utopisch. Zusätzlich stärkt ein solcher Zugang die Position von Eltern wie Francesca und Roberto, die in die Rehabilitation mit einbezogen werden möchten. Die Beteiligung der Familien ist von großer Bedeutung. Die Behandlung im Krankenhaus, die ausschließlich von speziell geschultem Personal vorgenommen wird, ist anfangs durchaus nützlich. Aber nachdem es sich nicht um Krankheiten handelt, die in wenigen Tagen vorübergehen, muss die Therapie unbedingt zu Hause weitergeführt werden.

Gute Organisation bedeutet schließlich auch die Fähigkeit, ein Netzwerk aus Menschen aufzubauen. Die Amerikaner sind brillante Fundraiser. Wir müssen noch von ihnen lernen, wie man Menschen zusammenbringt, sie für eine Sache begeistert und sie davon überzeugt, etwas zu verbreiten und darin zu investieren. Und zwar nicht in Form von Strohfeuern, die nach kurzer Zeit wieder verlöschen.

Heute wissen wir, dass das Gehirn ein formbares Organ ist. Wir kennen Fälle von Kindern, denen eine Gehirnhälfte entfernt wurde und die heute dennoch sprechen, laufen und ein normales Leben führen können. Daher ist es von zentraler Bedeutung, die verstaubte Denkweise abzulegen, ein Gehirn, das einmal einen Schaden erlitten hat, sei nicht mehr zu retten.

Wir müssen weiterhin experimentieren, Daten sammeln,

darüber sprechen. Wir müssen unser Bestes geben, so wie es die kleinen Patienten und ihre Eltern tun. Ich habe selten engagiertere Menschen erlebt als diese Kinder und Eltern. Für sie muss mehr getan werden. Denn wir stehen immer noch am Anfang.

Giacomo Rizzolatti, Direktor des Instituts für Neurowissenschaften der Universität Parma

Dank

»Grazie, Mario!«, würde Roberto Benigni jetzt sagen.

Und danke auch dir, mein liebster Roberto. Was für ein Abenteuer, in das wir diesmal geraten sind! Und es hat gerade erst begonnen!

Vielen Dank auch an Microsoft, wo man uns in dieser Phase unseres Lebens nie alleingelassen hat.

Herzlichen Dank an die Großeltern: Ohne euch hätte es diese Geschichte nie gegeben.

Vielen Dank all den Ärzten, Therapeuten, Pflegerinnen und Pflegern und allen Wissenschaftlerinnen und Wissenschaftlern, denen wir im Zuge unserer endlosen Odyssee durch die Krankenhäuser begegnet sind.

Ein großes Dankeschön geht an unsere öffentlichen Schulen in Mailand: Immer, wenn wir in andere Länder reisen, erinnern wir uns daran, wie sehr diese Einrichtungen im Besonderen und unsere Stadt im Allgemeinen unsere Geschichte mitgeprägt haben.

Danke an alle Familien, die sich unserer Sache angenommen haben und jeden einzelnen Tag mit uns kämpfen.

Danke an die kleinen Überlebenskünstler: Jeder einzelne von euch hat das Zeug zum Helden!

Vielen Dank unseren Freunden von TED, TEDx in Italien, den Freiwilligen und den wissenschaftlichen Kuratoren unserer TEDMED-Konferenz. Technologie, *Open Medicine*, im

Mittelpunkt der Patient: Die Katharsis hat mit eurer Hilfe begonnen.

Wir danken Facebook Italien für die Hilfe bei der Verbreitung unserer Anliegen. In anderen Zeiten wären wir nie in der Lage gewesen, so viele Familien zu erreichen.

Danke den Fellows und Trustees der Eisenhower Fellowship, mit deren Mitteln wir dieses Buch in den USA schreiben konnten und die viel dazu beigetragen haben, dass unser Projekt Wirklichkeit werden konnte.

Herzlichen Dank all unseren Freunden, die uns vom Anfang bis zum Ende des Projekts unterstützt und ertragen haben.

Wir danken auch Alessandro, der uns mit viel Geduld und Herz zugehört hat.

Dieses Buch widmen wir euch allen. Auch Ihnen, liebe Leserinnen und Leser, weil Sie mit Ihrem Kauf zur Verbreitung unserer Sache beigetragen haben und helfen, Geldmittel für die Forschung zum Wohl der kleinen Schlaganfallpatienten zu sammeln.

www.fightthestroke.org
Facebook: *Fightthestroke*
Twitter: *@FightTheStroke*

Alle Telefonnummern, E-Mail-Adressen und anderen Kontakte wurden von der Autorin bis Redaktionsschluss des vorliegenden Buches auf ihre Richtigkeit überprüft und gewissenhaft wiedergegeben.

Autorin und Verlag übernehmen keinerlei Haftung für Änderungen, die nach dem Erscheinungsdatum vorgenommen wurden.

Sofern nicht anders angegeben, zeigen die Fotos die Familie der Autorin.

Das Zitat auf S. 45 wurde der Website www.salute.gov.it entnommen, die Zitate auf S. 74 und 75 stammen von www.paralisi-cerebrale.org. Das Video des Auftritts bei der TED-Konferenz, auf das auf S. 118 ff. Bezug genommen wird, kann auf der Website der TED unter http://bit.ly/1Bh7DGl nachgesehen werden.

Die deutschen Vergleichszahlen sind der Seite https://dc.wikipedia.org/wiki/Schlaganfall entnommen.

Redaktionelle Umsetzung: Giuseppe Doldo.